Marius von der Forst

Digitale Welt für Einsteiger

Geniale Apps
für iPhone & Android

Stiftung Warentest

Inhaltsverzeichnis

38

Fremdsprachige Texte übersetzen, einfach indem Sie das Smartphone davorhalten: das kann die App Google Übersetzer.

84

Tolle Wanderwege in fremden Gegenden finden: das kann die App Komoot.

136

Per Strichcode-Scann wissen, was drin ist in Lebensmitteln und Kosmetik: das kann die App CodeCheck.

Geniale Apps installieren und verwalten

Schon die Basisfunktionen von Smartphones sind beeindruckend – aber erst zusätzliche Anwendungen, genannt Apps, schöpfen das Potenzial Ihres Android-Smartphones oder iPhones so richtig aus. Bevor wir Ihnen die genialsten Alltagshelfer vorstellen, erfahren Sie hier, wie Sie Apps sicher installieren, verwalten und wieder löschen.

Ausgewählte Apps

Es gibt Erfindungen, die verändern unser Leben nachhaltig. Das Handy und sein Nachfolger, das Smartphone, gehören definitiv dazu. Heute hat praktisch jeder einen kleinen Supercomputer dabei – zumindest, wenn man die passenden Anwendungen, genannt Apps, installiert hat.
Apps, die man aus dem großen Angebot erst heraussuchen muss, die viele Berechtigungen auf dem eigenen Gerät verlangen und die immer wieder verdächtigt werden, Ihre Nutzer auszuspionieren.

Kleine Apps, große Wirkung

Kein Wunder also, dass sich viele Menschen bisher scheuen, Apps zu nutzen. Andererseits, wozu hat man sonst ein Smartphone?
In diesem Ratgeber werden Ihnen 60 Apps vorgestellt, die mit genialen Funktionen helfen, das Leben leichter zu machen. Sicherlich benötigen Sie nicht jede einzelne App. Vielleicht entdecken Sie aber auch, dass bisher noch ungenutztes Potenzial in Ihrem iPhone oder Android-Smartphone steckt.

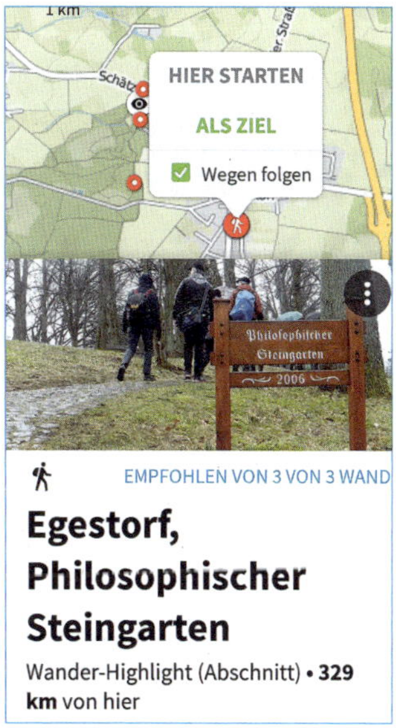

12 Lebensbereiche mit jeweils fünf Apps

Der Ratgeber ist in zwölf Lebensbereiche unterteilt, in denen jeweils fünf Apps mit genialen Funktionen vorgestellt werden. Egal, ob Sie demnächst eine Reise antreten, sich mit Onlinebanking befassen, Pflanzen

und Sternbilder bestimmen, sich neu einrichten, eine To-do-Liste erstellen oder einfach nur unterhalten werden möchten – für all diese Bereiche gibt es Apps, die Sie unterstützen.
Meist halten sie sogar noch weitere Funktionen zur Unterstützung bereit. Und wer weiß, vielleicht finden Sie auch eine App, von der Sie bisher noch gar nicht wussten, dass Sie Sie brauchen?

Die Auswahl der vorgestellten Apps

Einige der vorgestellten Apps hat die Stiftung Warentest untersucht, aber längst nicht alle. Die Versionen der Apps ändern sich zu oft, als dass seriös eine definitive Aussage etwa über das Datensendeverhalten einer App getroffen werden könnte.
Alle vorgestellten Apps sind jedoch auf dem App-Markt etabliert. Sie wurden von Hunderttausenden oder gar Millionen Nutzern heruntergeladen und positiv bewertet.
In fast allen Fällen stehen die Apps sowohl für Android zur Verfügung als auch für iOS, das Betriebssystem von iPhone und iPad. Gibt es eine App nur für ein System, wird dazu eine gute Alternative für das andere System erwähnt.

Info

Tablet und Smartwatch: Viele Apps laufen auch auf Tablets bzw. dem iPad. In den App Stores erkennen Sie es daran, dass Screenshots im Tablet-Format gezeigt werden. Einige Apps laufen auch auf Smartwatches und der Apple Watch, andere bieten dafür speziellen Versionen.

So finanzieren sich die Apps

Die meisten vorgestellten Apps sind gratis – wobei Sie dort mit Ihren Daten, einer Analyse Ihres Nutzungsverhaltens und durch eingeblendete Werbung „bezahlen". Diese verdeckt zum Teil den ganzen Bildschirm und kann nur durch ein kleines *X* geschlossen werden.

Zum Teil existieren Kaufoptionen (innerhalb der App oder als separate App) – etwa, um Werbung auszublenden oder zusätzliche Funktionen freizuschalten. Einige wenige der hier vorgestellten Apps gibt es nur als kostenpflichtige Variante.

Alle Anleitungen für iPhone und Android

Die gleiche App kann auf dem iPhone anders als unter Android aussehen. Oft betrifft das einzelne Bedienelemente, manchmal das gesamte Design. Lassen Sie sich aber nicht beirren, falls der abgebildete Screenshot nicht ganz mit Ihrem Bildschirm übereinstimmt: Alle Anleitungen gelten für sowohl für das iPhone als auch für Android.

Apps auf iPhone und iPad installieren

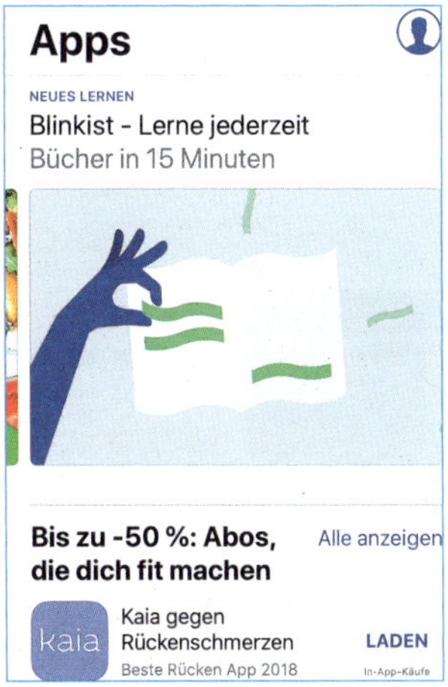

Auf iPhone und iPad läuft das Betriebssystem iOS. Apps dafür beziehen Sie über den App Store – erreichbar per Icon auf dem Startbildschirm. Hier finden Sie über die Reiter unten mehrere Bereiche.
Die Startseite *Heute* bieten einen bunten Mix aus angesagten Apps und Spielen. Unter *Suchen* können Sie den Namen einer bestimmten App eingeben – etwa einer der Apps, die in diesem Buch vorgestellt werden.

Apps aus dem App Store installieren

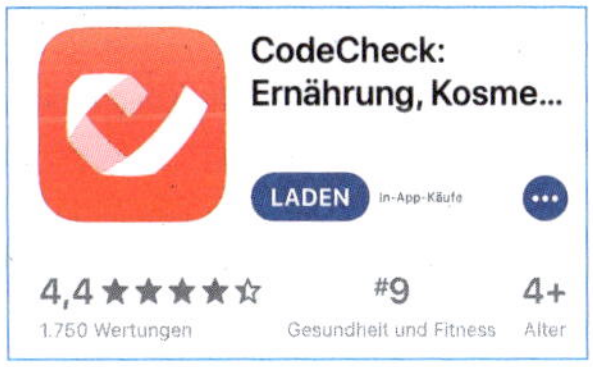

Haben Sie eine App gefunden, können Sie sie mit einem Tipp auf *Laden* installieren. In einem Infofenster müssen Sie noch per Apple-ID, Apple-Passwort, Fingerabdruck oder Face ID Ihre Identität bestätigen. An-

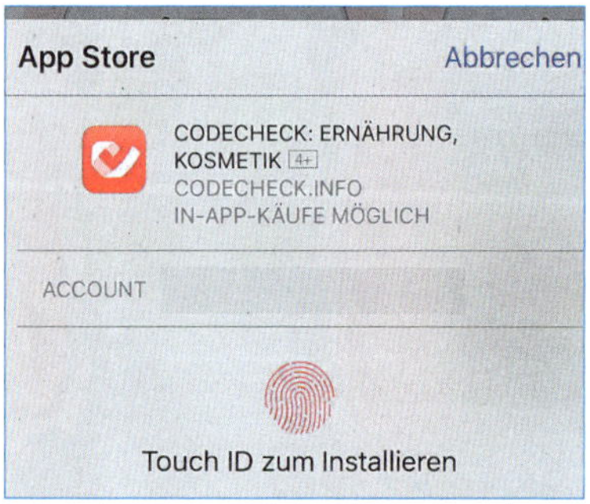

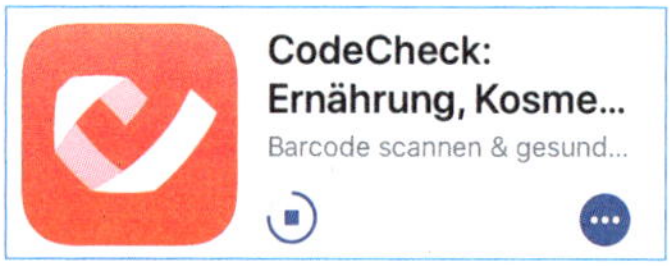

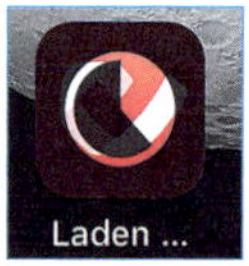

schließend starten Download und Installation. Gut zu wissen: Apps mit einer Größe von über 150 Megabyte werden beim Download außerhalb eines WLANs vom App Store unterbunden.

Kostenpflichtige iOS-Apps nutzen

Manche iOS-Apps sind kostenpflichtig. Das erkennen Sie daran, dass statt dem *Laden*-Button der Preis genannt wird.
Welche Zahlungsart Sie bevorzugen, können Sie in der App-Store-App unter *Home* (Startseite) > *Account* (Personen-Icon oben rechts) > *Account-Einstellungen* (aufzurufen, indem Sie auf Ihren Namen / Ihre Apple-ID tippen) > *Zahlungsdaten* verwalten:

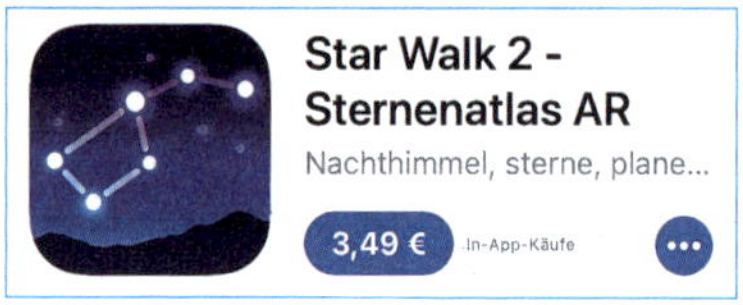

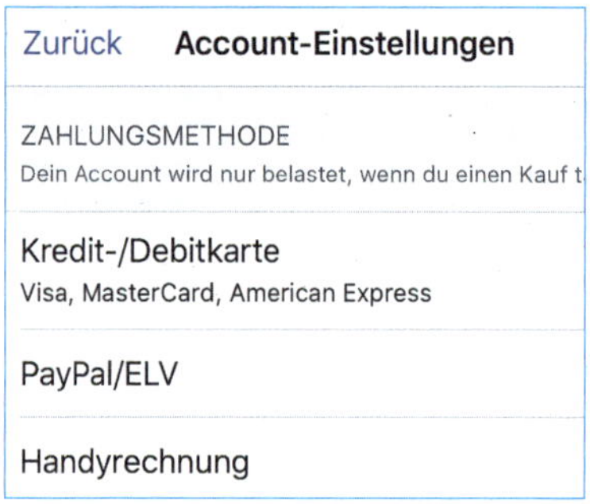

- **Kredit-/Debitkarte:** Geben Sie hier Ihre Kreditkarten-Daten an, um so bei Appkäufen bequem zu zahlen.
- **PayPal/ELV:** Nutzen Sie das elektronische Zahlungmittel PayPal, können Sie Ihre Käufe auch hierüber tätigen (siehe „PayPal: Geld bar-geldlos senden", S. 134).
- **Handyrechnung:** Manche Mobilfunkanbieter wie z. B. O_2, Vodafone oder Telekom bieten an, dass die Appkäufe über Ihre Handyrechnung abgerechnet werden können.
- **Guthabenkarten:** In Drogerie- und Supermärkten können Sie Guthabenkarten für den App Store kaufen. Die Codes lösen Sie im App Store ein: *Home* (Startseite) > *Account* (oben rechts) > *Karte oder Code einlösen*. Praktisch: Sie können den Code auch per Kamera einlesen.

Der Kauf einer App funktioniert genauso wie bei einer Gratis-App, nur, dass Sie auf den Preis tippen müssen, um den Kauf zu starten. Auch innerhalb einer App sind Käufe möglich – beispielsweise, um Premiumfunktionen freizuschalten oder bestimmte Funktionen für einen bestimmten Zeitraum zu abonnieren.

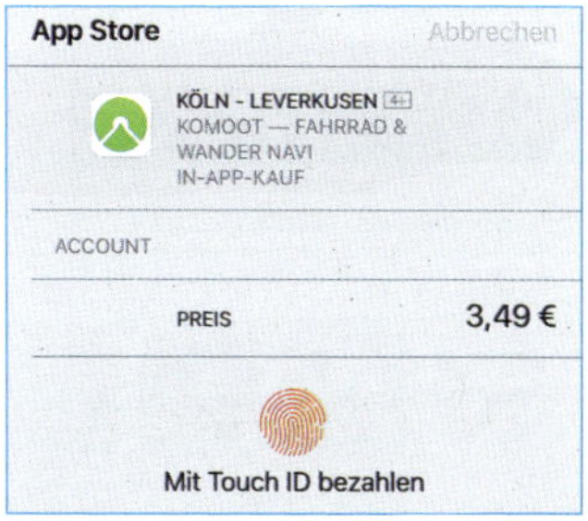

Rückerstattung bei App-Fehlkäufen

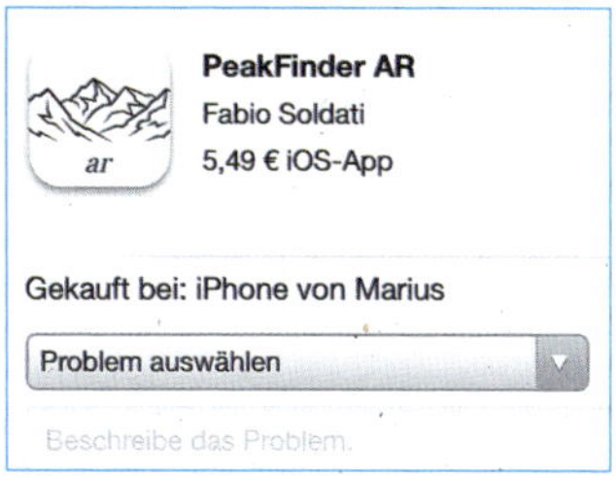

Wenn Sie aus Versehen eine App gekauft haben, können Sie sie innerhalb von 90 Tagen zurückgeben und sich die Kosten erstatten lassen. Tippen Sie im App Store auf *Home > Account > Account-Informationen > Einkaufsstatistik > Berechneter Gesamtbetrag* (bei der entsprechenden App), in *Aufschlüsselung* auf das *App-Icon > Problem melden*. Wählen Sie das Problem aus, beschreiben Sie den Grund und tippen Sie auf *Senden*.

Apps auf Android installieren

Googles App Store heißt „Google Play Store". Er ist der Dreh- und Angelpunkt für Apps auf Android-Smartphones und -Tablets. Auf Ihrem Gerät finden Sie die App *Play Store* auf dem Startbildschirm.

Kostenloses Google-Konto

Im Grunde können Sie Ihr Android-Gerät auch ohne Google-Konto verwenden. Möchten Sie aber unkompliziert Apps installieren und Ihr Smartphone voll nutzen, ist die Einrichtung eines kostenlosen Kontos bei Google sinnvoll. Das ist auch die Grundvoraussetzung, um Google Play zu nutzen.

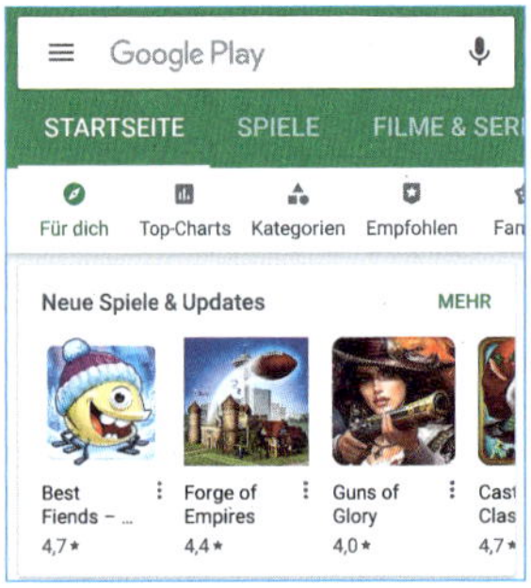

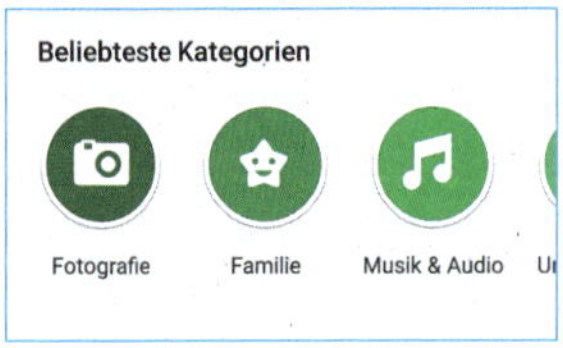

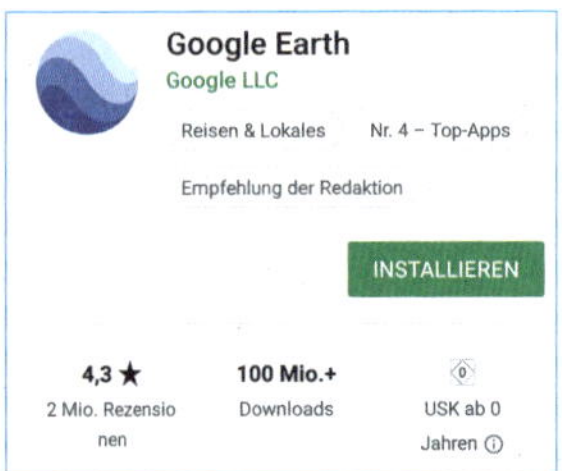

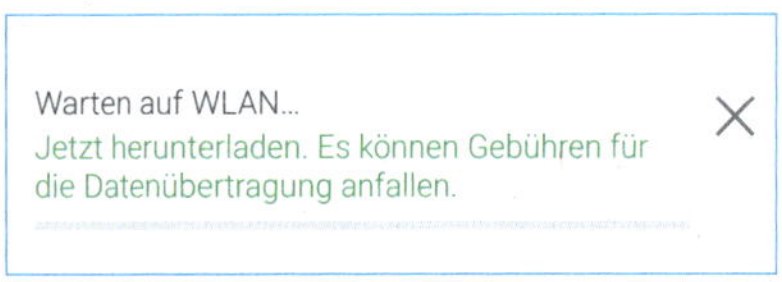

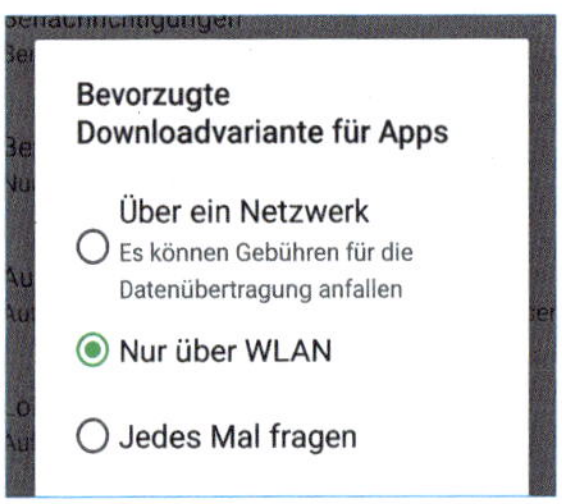

Starten Sie die App *Play Store*, sehen Sie sofort, dass hier mehr als nur Apps angeboten werden: Sie können dort etwa auch *Bücher* (E-Books), *Filme & Serien, Musik* und mehr kaufen.

Interessant sind die Filter unterhalb der Reiter. Hier können Sie beliebte Apps ansehen (Top Charts), familienfreundliche Apps durchstöbern oder Apps nach Kategorien – wie *Fotografie*, *Shopping* oder *Unterhaltung* – filtern. Stöbern Sie einfach herum.

Haben Sie einen genauen Wunsch, hilft die Suchleiste oben weiter. Hier finden Sie auch die in diesem Buch vorgestellten Apps. Achten Sie dabei aber auf den genauen Namen und das App-Icon, da sich Anwendungen manchmal namentlich ähneln.

Android-Apps aus dem Play Store installieren

Haben Sie eine App gefunden, die Sie gerne nutzen möchten, tippen Sie einfach auf den Button *Installieren*. Sind Sie nicht im WLAN, sollten Sie zunächst überprüfen, wie hoch die Downloadgröße ist und entscheiden, ob Sie sie Ihrer Datenverbindung zumuten möchten.

Viele Apps sind nur ein paar Megabyte groß, aber Spiele z. B. können schnell mehrere Hundert Megabyte ausmachen. Die *Downloadgröße* finden Sie, wenn Sie unterhalb der gezeigten App-Bilder auf *Weitere Infos* tippen und dort ganz unten nachschauen.

Das genaue Verhalten können Sie festlegen, wenn Sie oben links in der App den *Menü*-Button *> Einstellungen > Bevorzugte Download-Variante für Apps* wählen. Empfehlenswert sind die Einstellungen *Nur über WLAN* oder *Jedes Mal fragen*.

Nun lädt die Play-Store-App die App herunter und installiert sie anschließend auf Ihrem Smartphone. Sobald die App zur Verfügung steht, finden Sie in der App-Beschreibung bei Google Play einen Button *Öffnen* und in den Benachrichtigungen Ihres Smartphones oder Tablets einen entsprechenden Hinweis.

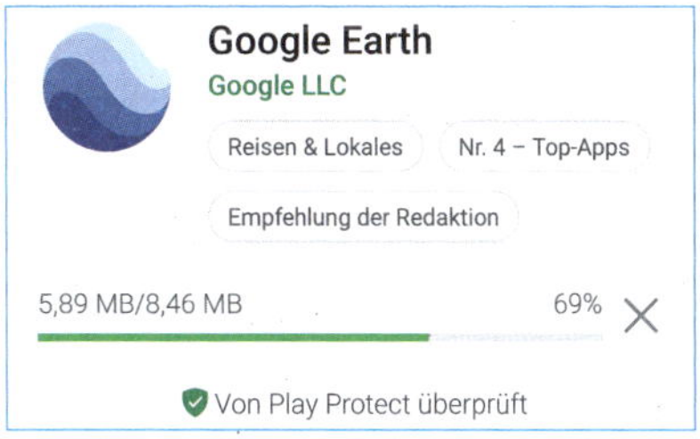

→ Installation vom Computer aus

Sie können Google-Apps auch vom PC aus auf Ihr Smartphone spielen. Gehen Sie auf play.google.com, melden Sie sich mit Ihrem Google-Konto an und suchen Sie die App heraus. Tippen Sie auf Installieren und wählen Sie anschließend im Fenster aus, wo die App installiert werden soll. Besitzen Sie mehr als nur ein Android-Gerät, müssen Sie festlegen, welches Gerät Sie meinen. Der Download startet automatisch.

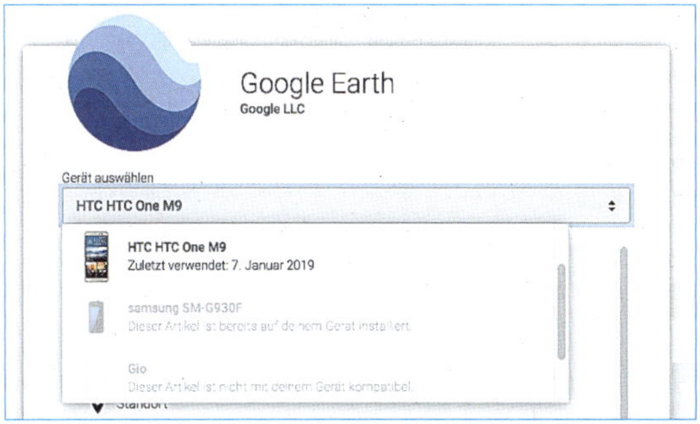

App-Icons auf dem Startbildschirm

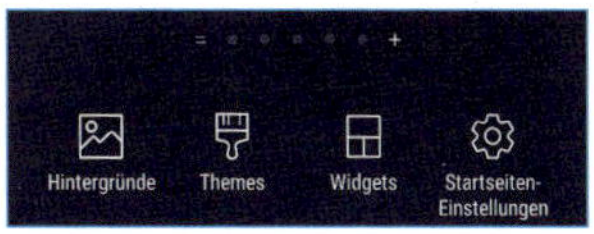

Die neue App finden Sie in der App-Übersicht aller installierten Apps. Ein Icon taucht automatisch auf dem Startbildschirm auf. Dies können Sie auch abschalten: Tippen Sie länger auf den Startbildschirm, sodass Einstellungsoptionen erscheinen. Wählen Sie *Einstellungen* und deaktivieren Sie *Apps zum Startbildschirm hinzufügen*.

Die Bezeichnung können je nach Hersteller variieren. Sollte es gar nicht gehen, versuchen Sie es über die *Einstellungen* Ihres Geräts, unter *Anzeige* (oder ähnlich).

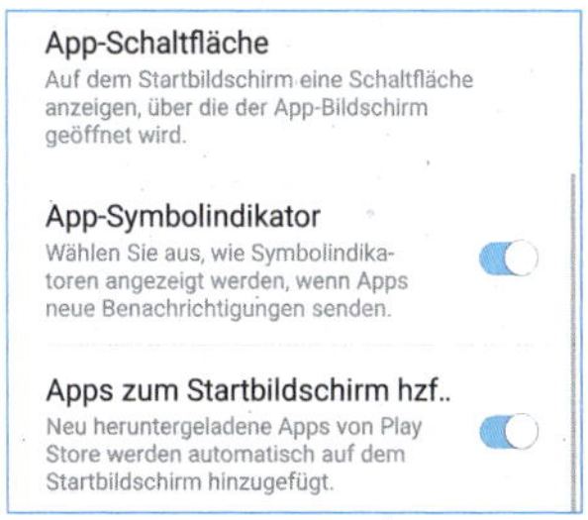

Einige Android-Geräte verfügen über keine App-Übersicht – z. B. LG oder Huawei – hier es gibt quasi nur den Startbildschirm. Sie können diese aber an dem zuvor beschriebenen Einstellungsort aktivieren. Hier lautet die entsprechende Option *Benutzeroberfläche wählen, Startbildschirmlayout, Homescreen* oder ähnlich.

Alls Apps im Überblick im Play Store

Alle installierten Apps finden Sie zudem in der Play-Store-App unter *Menü > Meine Apps und Spiele*. Hier finden Sie sämtliche Apps, die Sie mit diesem oder einem anderen Android-Gerät schon einmal installiert haben *(Sammlung)*, alle Apps, die aktuell auf Ihrem Gerät *Installiert* sind und alle installierten Apps, für die gerade ein Update aussteht *(Aktualisierungen)*.

Zahlungsmethoden für kostenpflichtige Apps

Manche Apps sind kostenpflichtig. In diesem Fall befindet sich anstatt des Buttons *Installieren* eine Schaltfläche mit einem Preis. Es gibt mehrere Zahlungsmethoden, um kostenpflichtige Apps zu kaufen. Diese finden Sie, wenn Sie in der Play-Store-App das *Menü* öffnen und *Zahlungsmethoden* wählen.

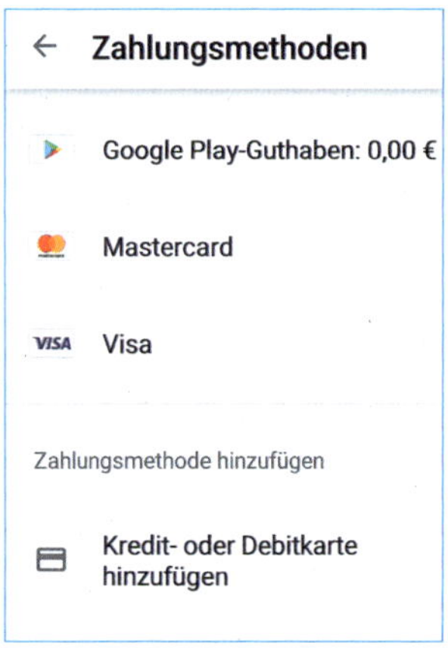

- **Kredit- oder Debitkarte:** Der Klassiker der Bezahlung bei Google Play ist per Kredit- oder Debitkarte – beispielsweise von Visa oder Mastercard.
- **my paysafecard:** Das elektronische Zahlungmittel funktioniert nach einem Prepaid-Prinzip. An bestimmten Verkaufsstellen (Supermärkte, Kioske oder Tankstellen) oder über die Website paysafecard.com können Sie PINs im Wert von 10–100 Euro erwerben. Diese können Sie dann als Guthaben bei Google Play einlösen.
- **PayPal:** Ein weitere Online-Bezahldienst ist PayPal (siehe „PayPal: Geld bargeldlos senden“, S. 134).
- **Geschenkkarten:** In vielen Drogerie- und Supermärkten gibt es spezielle Google-Play-Guthabenkarten.

Der Code, der auf diesen Karten notiert ist, wird dann in der Play-Store-App eingetragen – und schon steht das entsprechende Guthaben für Ihre Einkäufe zur Verfügung.

Kostenpflichtige Apps erwerben

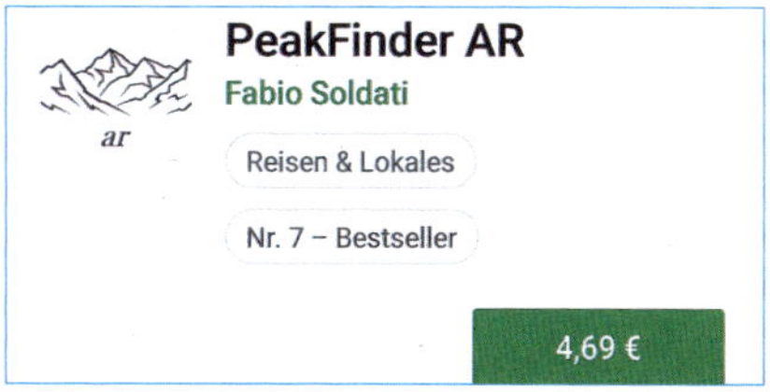

Eine Kauf-App erwerben und installieren Sie, wenn Sie in der Play-Store-App auf den Preis tippen. Anschließend wählen Sie im Infofenster eine Zahlungsmethode aus Mit Tipp auf *Kaufen* wird die App heruntergeladen.

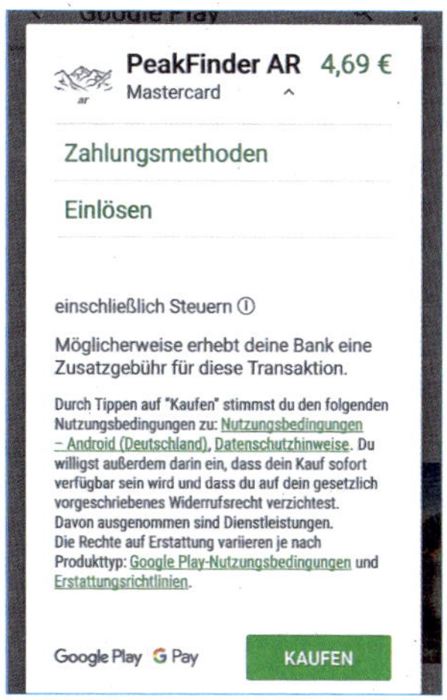

Übrigens: Es besteht auch die Möglichkeit, innerhalb einer kostenlosen App einen Kauf vorzunehmen – beispielsweise, um Premium-Funktionen freischalten. Diese In-App-Käufe funktionieren genauso, nur dass der Vorgang direkt in der jeweiligen App stattfindet.
Sind Apps bzw. In-App-Funktionen einmal gekauft, sind diese dauerhaft verfügbar – auch auf anderen Android-Geräten, die Sie mit demselben Google-Konto verwenden. Die Käufe sind also an Ihr Google-Konto gebunden, nicht an Ihr verwendetes Gerät.
Eine Ausnahme sind In-App-Funktionen, die auf Zeit erworben, also nicht gekauft, sondern abonniert wurden.

Gekaufte Apps wieder umtauschen

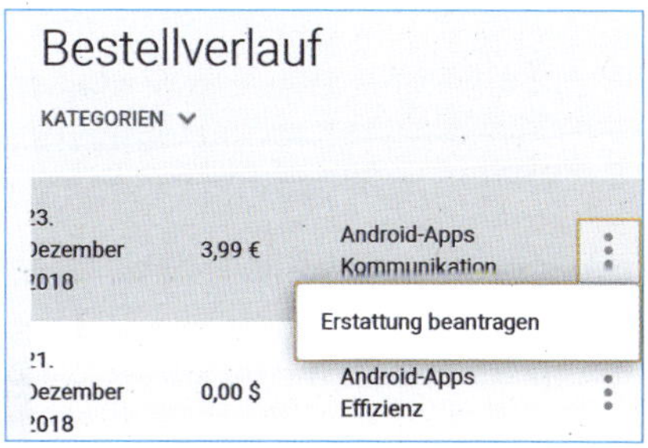

Kostenpflichtige Apps können Sie innerhalb von zwei Stunden nach dem Kauf wieder umtauschen. Wählen Sie hierzu in der Play-Store-App *Menü > Konto > Bestellverlauf*. Wählen Sie die entsprechende App aus und tippen Sie auf *Erstattung*. Die App wird dann gelöscht und das Geld erstattet.

Ist die zweistündige Frist verstrichen, ist eine reguläre Erstattung immer noch möglich. Nach EU-Recht eigentlich sogar bis zu 14-Tage – in der Praxis kann sich das aber als schwierig erweisen.
Möglich ist auf jeden Fall ein Umtausch innerhalb von 48 Stunden. Dieser funktioniert aber nicht in der Play-Store-App, sondern nur in einem Browser. Besuchen Sie dafür play.google.com/store/account, wählen Sie den *Bestellverlauf* und tippen Sie bei der jeweiligen Bestellung auf das Drei-Punkte-Menü. Im mobilen Browser müssen Sie nach links wischen, um dieses zu finden.
Wählen Sie *Erstattung beantragen*, wählen Sie den Grund aus und beschreiben Sie in einem entsprechenden Textfeld das Problem bzw. den Erstattungsgrund. *Senden* Sie anschließend Ihr Anliegen. Innerhalb von zwei Tagen erhalten Sie eine E-Mail mit der Info, ob die Erstattung funktioniert hat.

Weitere App-Anbieter für Android

Alle Apps, die wir Ihnen in den folgenden Kapiteln vorstellen, sind in Google Play bzw. dem Apple App Store zu finden. Aber gerade für Android gibt es auch alternative Appstores – wie etwa F-Droid (f-droid.org) oder Uptodown (de.uptodown.com).
Der Grund: Manche Nutzer eines Android-Smartphones oder -Tablets möchten ihre Apps unabhängig von Google beziehen. Gegebenenfalls sind Apps dort auch kostenlos oder ermäßigt erhältlich, die bei Google Play weit mehr kosten.
Manche Hersteller bieten eigene Apps über einen eigenen Appstore an; die Galaxy Apps von Samsung fallen in diese Gruppe.

Amazon Appstore installieren

Am Beispiel vom Amazon Appstore zeigen wir Ihnen, wie Sie Apps abseits von Google Play installieren können. Zunächst müssen Sie allerdings den Appstore selbst herunterladen.

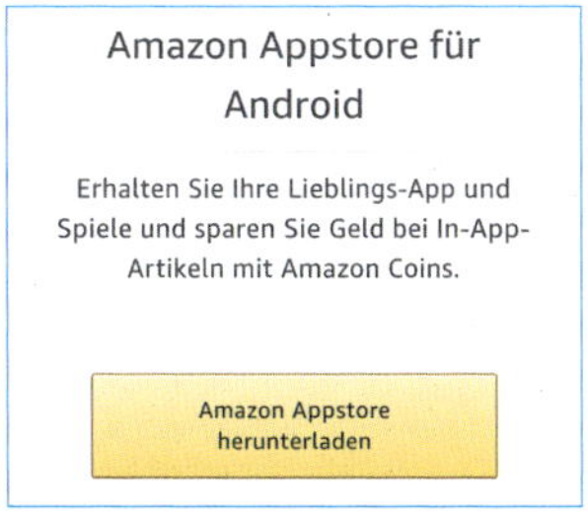
Amazon Appstore für Android
Erhalten Sie Ihre Lieblings-App und Spiele und sparen Sie Geld bei In-App-Artikeln mit Amazon Coins.
Amazon Appstore herunterladen

1 Besuchen Sie im Browser Ihres Smartphones oder Tablets die Seite www.amazon.de/androidapp.

2 Tippen Sie dort auf *Amazon Appstore herunterladen*. Möglicherweise erscheint nun ein Warnhinweis: APK-Dateien (das ist das Installationsformat für Apps), können – je nachdem, aus welcher Quelle sie stammen – gefährlich sein. Installieren Sie diese also nicht wahllos. In diesem Fall können Sie den Download ruhig gestatten.

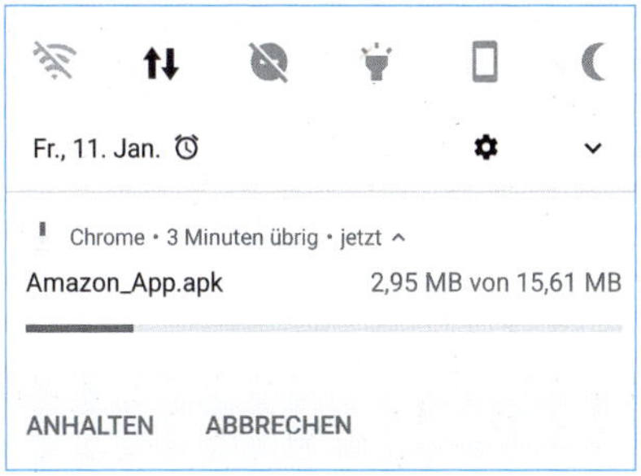

3 Starten Sie die APK-Datei. Das geht entweder über die Benachrichtigung zum abgeschlossenen Download oder aber Sie tippen diese im *Download*-Ordner Ihres Smartphones an. Gegebenenfalls erscheint in Ihrem Browser auch ein Hinweis, dass Sie die App jetzt installieren können.

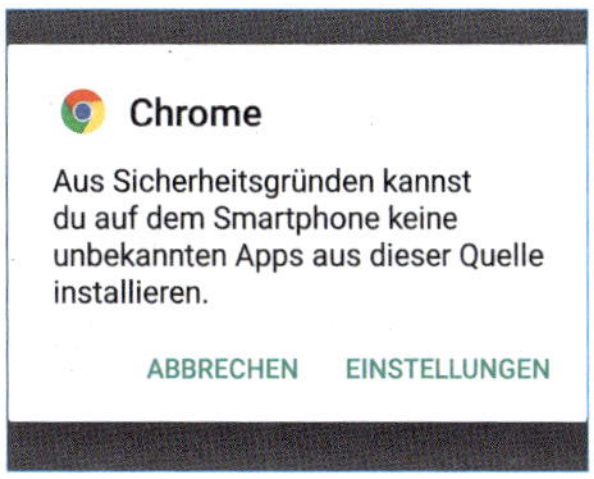
Chrome
Aus Sicherheitsgründen kannst du auf dem Smartphone keine unbekannten Apps aus dieser Quelle installieren.
ABBRECHEN
EINSTELLUNGEN

4 Als nächstes werden Sie darauf hingewiesen, dass die App aus Sicherheitsgründen nicht installiert werden kann. Tippen Sie in dem Hinweis auf *Einstellungen*.

5 Sie gelangen an die Stelle, an der Sie die Installation aus unbekannten Quellen zulassen können. Hierzu müssen Sie einen kleinen Regler betätigen oder aber (bei älteren Android-Versionen) ein Häkchen setzen.

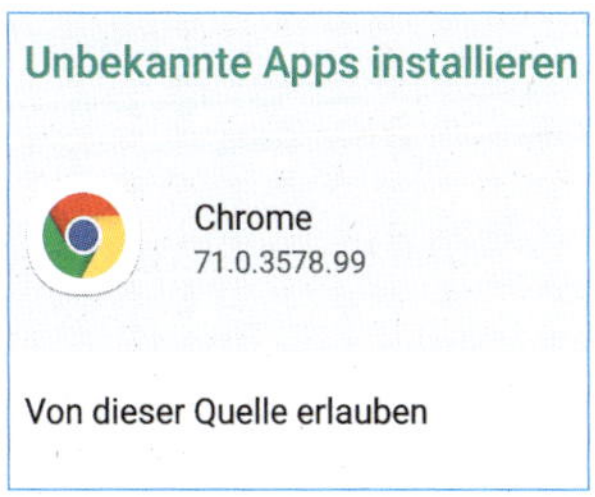

6 Gehen Sie zurück zur Installations-Fläche. Tippen Sie auf *Installieren*. Der Installationsvorgang startet. Nun ist die App ganz normal auf Ihrem Gerät installiert. Im Amazon Appstore selbst suchen und installieren Sie Apps so, wie Sie es bereits gewohnt sind.

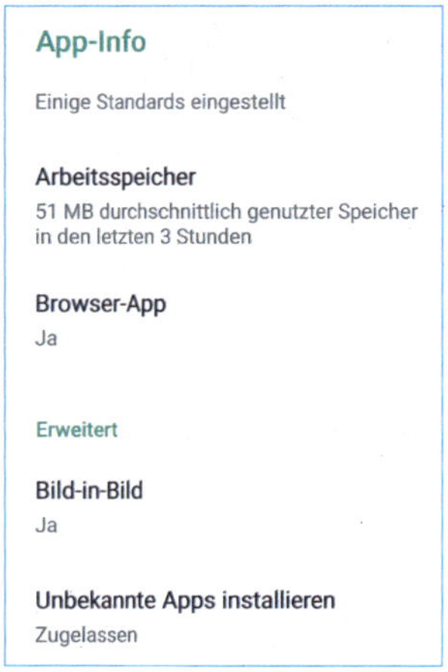

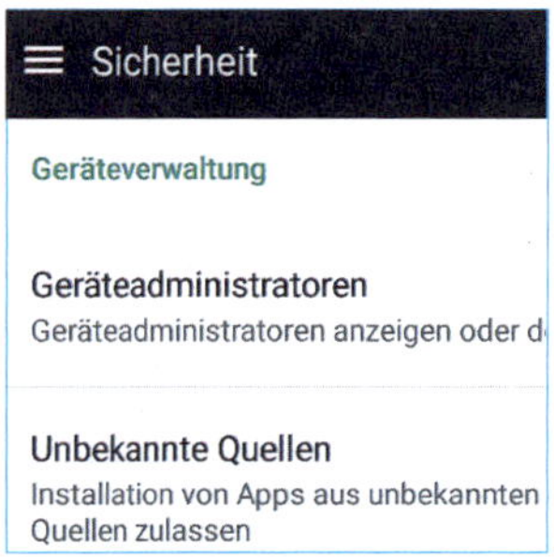

Apps aus unbekannten Quellen wieder sperren

Wichtig ist, dass Sie immer wieder daran denken, die Installation aus unbekannten Quellen zu sperren. Das ist deswegen zu empfehlen, damit keine betrügerische App von sich aus Schadware aus dem Netz herunterladen und installieren kann. Das sollte zwar eigentlich niemals vorkommen – aber sicher ist sicher.

- **Android 8 (Oreo) oder neuer:** Besitzen Sie ein neueres Smartphone oder Tablet mit Android 8 (Oreo) oder höher, funktioniert es wie folgt: Besuchen Sie auf Ihrem Gerät die *Einstellungen > Apps*, und wählen Sie die App, über die Sie eine App bezogen haben – z. B. Ihren Browser. Tippen Sie dort auf *Unbekannte Apps installieren* und stellen Sie den Regler aus.
- **Android 7 (Nougat) oder älter:** Nutzen Sie ein Smartphone oder Tablet mit einer älteren Android-Version, funktioniert diese Einstellung allgemeingültig für alle Apps, nicht für jede einzelne. Wählen Sie *Einstellungen > Gerätesicherheit* (oder nur *Sicherheit*) *> Unbekannte Quellen* und entfernen Sie das Häkchen.

Apps verwalten und deinstallieren

Apps benötigen Berechtigungen, um richtig zu funktionieren. Grundlegende Berechtigungen, die in der Regel automatisch gewährt werden, sind beispielsweise die Nutzung einer Internetverbindung oder der Hintergrundstart der App beim Einschalten des

Smartphones oder Tablets. Andere Berechtigungen hingegen, z.B. die Überprüfung des Standorts oder das Durchsuchen der Kontakte, greifen stark in Ihre Privatsphäre ein.
Gelegentlich werden die benötigten Berechtigungen schon in der App-Beschreibung im Appstore erklärt. Nicht selten fordern auch solche Apps umfangreiche Berechtigungen ein, die diese eigentlich gar nicht bräuchten.

Berechtigungen gestatten und entfernen

Immerhin: Bei der ersten Nutzung einer App werden Sie gefragt, ob Sie diese oder jene Berechtigung gestatten. Standard-Berechtigungen lassen sich mit einem Wisch aktivieren, speziellere Rechte benötigen eine Aktion in den *Einstellungen* Ihres Geräts.
Oft geben die Apps selbst Hinweise, wo Sie nachschauen müssen, oder verlinken direkt an die passende Stelle in Ihren *Einstellungen*.
Natürlich sollten Sie nicht alles blind gestatten. Eine Social-Media-App wie Facebook beispielsweise muss nicht zwingend auf Ihre Kamera zugreifen. Sie können ein Foto auch mit der Standard-Kamera Ihres Smartphones schießen und es anschließend über Facebook teilen.
Hingegen ist die Standort-Abfrage für Karten- oder Navigationsapps sehr praktisch. Und dass eine Weckapp die Nicht-stören-Beschränkung in Android umgehen soll, ist sogar zwingend notwendig – sonst funktioniert möglicherweise der Wecker nicht.
Das Gute ist: Sie können Berechtigungen später immer noch gestatten bzw. entziehen.

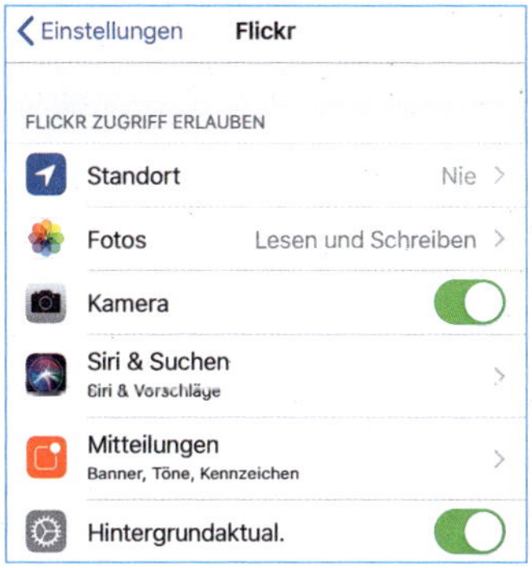

App-Berechtigungen auf iPhone und iPad

Bei iOS funktioniert das in den *Einstellungen*. Dort wischen Sie nach unten, wählen in der Liste aller Apps die passende aus und stellen die gewünschten Berechtigungen ein bzw. aus.

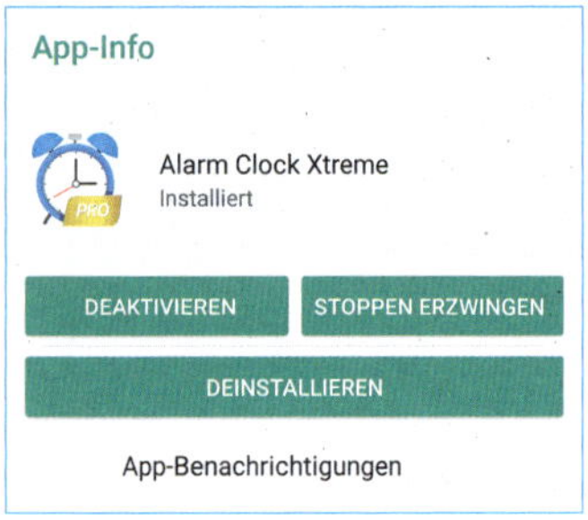

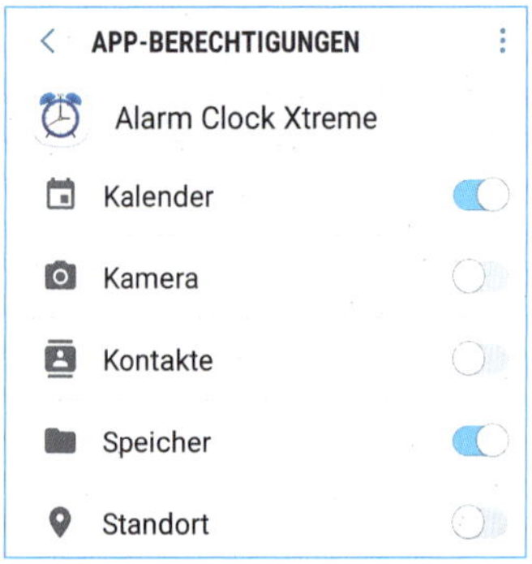

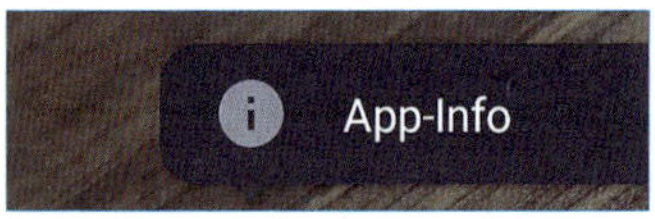

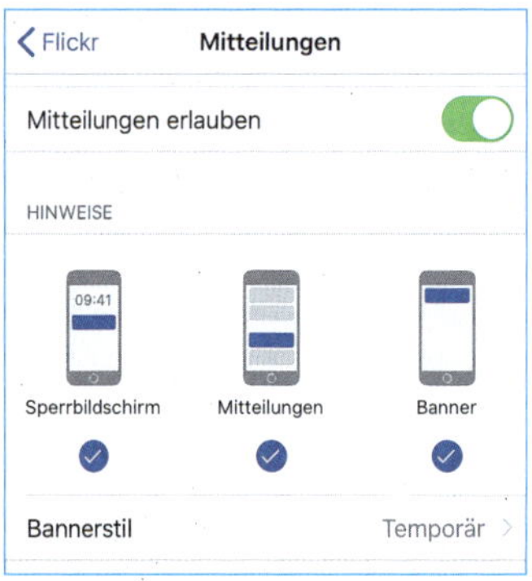

App-Berechtigungen unter Android

Bei Android ist das etwas komplexer – was daran liegt, dass jeder Hersteller die Benutzerführung ein wenig ändert.

Gehen Sie in die *Einstellungen* Ihres Geräts und in den Bereich *Apps* oder *Apps & Benachrichtigungen*. Manche Hersteller splitten die *Einstellungen* in mehrere Bereiche; möglicherweise finden Sie die *Apps* im Reiter *Allgemein*. Öffnen Sie dann die *App-Info* der entsprechenden App (auf die App tippen) > *Berechtigungen*.

Gegebenenfalls sind in der *App-Info* unten (außerhalb des Bereichs *Berechtigungen*) noch weitere spezifischere Einstellungen zu finden – etwa das Recht, dass die App über anderen Apps gezeigt werden oder die Systemeinstellungen ändern darf.

Direkt in die *App-Info* gelangen Sie evtl. auch, wenn Sie auf dem Startbildschirm oder im App-Drawer eine App länger antippen und dann den gezeigten Link zur *App-Info* (in Form eines Info-Icons) nutzen. Manche Hersteller, etwa Samsung, bieten diesen Weg aber nicht an.

App-Benachrichtigungen konfigurieren

Nicht jede App sollte Sie durch aufpoppende Nachrichten und Töne benachrichtigen dürfen.

Bei einem Kalender oder einer Textnachricht ist das praktisch – bei Werbebannern eher störend.

▶ **Bei iOS** konfigurieren Sie die Benachrichtigungen unter *Einstellungen* > die entsprechende App > *Mitteilungen*.

▶ **Bei Android** können Sie dies in den jeweiligen *App-Infos* unter *Benachrichtigungen* oder *App-*

Benachrichtigungen regeln. Alternativ können Sie in Android eine aktuelle Benachrichtigung vorsichtig nach links ziehen und dort das Zahnrad-Icon antippen, um die Benachrichtigungen einzustellen.

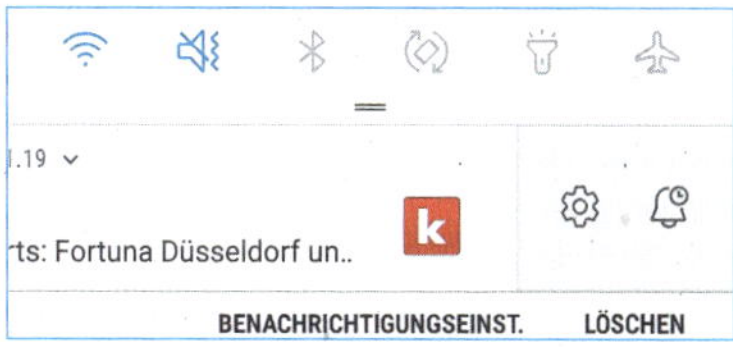

Apps deinstallieren auf iPhone und iPad

Um Apps in iOS zu entfernen, tippen Sie eine App sanft an und halten sie kurz fest. Die Icons beginnen zu wackeln und kleine *X*-Symbole erscheinen. Tippen Sie bei einer App auf das Kreuzchen, wird diese vollständig gelöscht. Apps, bei denen kein Kreuzchen zu sehen ist, lassen sich nicht deinstallieren.

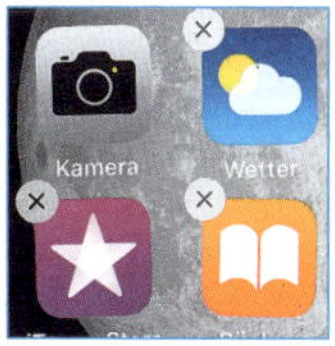

Apps deinstallieren unter Android

Bei Android gibt es verschiedene Wege, Apps zu löschen:

- **Wählen Sie** in den *Einstellungen* die entsprechenden *App-Infos* und tippen Sie auf *Deinstallieren*.
- **Tippen Sie** im App-Drawer die zu löschende App an und ziehen Sie diese nach oben, auf das dort erscheinende *Deinstallieren*-Feld. Bestätigen Sie Ihr Vorhaben per Bestätigungs-Dialog, bevor die App wirklich gelöscht wird.
- **Je nach Hersteller** kann der Vorgang variieren. Bei Samsung etwa erscheint die Option direkt am länger gedrückten App-Icon.
- **Auch im Play Store** können Sie die App aufrufen und an dieser Stelle die Anwendung *Deinstallieren*.

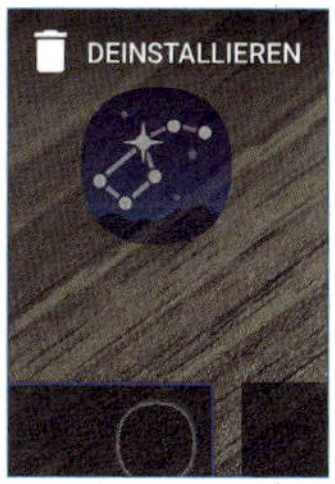

Info

Apps zurücksetzen: Möchten Sie eine App in den Zustand zurücksetzen, wie sie bei der ersten Nutzung war? Bei iOS ist das nur durch Löschen und Neuinstallation möglich. Bei Android können Sie es auch über die jeweilige *App-Info > Speicher > Daten löschen* ermöglichen.

Tolle Grundfunktionen

Auspacken, einschalten, loslegen – das ist das Tolle an einem Smartphone oder Tablet. Dennoch: So manche vorinstallierte App lässt sich durch bessere Anwendungen von Drittanbietern ersetzen. Und manche Funktionen Ihres Mobilgeräts sind ebenfalls ausbaufähig und lassen sich einfach und genial erweitern.

Besser als der Standard

Neue Apps für Funktionen, die Sie schon haben? Auf jeden Fall – denn die hier vorgestellten Apps verbessern und erweitern den Umfang Ihrer Möglichkeiten.

So lässt sich etwa der vorinstallierte Wecker durch einen weit besseren – wie Alarmy oder Alarm Clock Xtreme – ersetzen. Und wer mobil surfen möchte, ohne von Werbung gestört zu werden und ohne zu viele Nutzerdaten preisgeben zu müssen, sollte einmal den alternativen Browser von Adblock Plus ausprobieren.

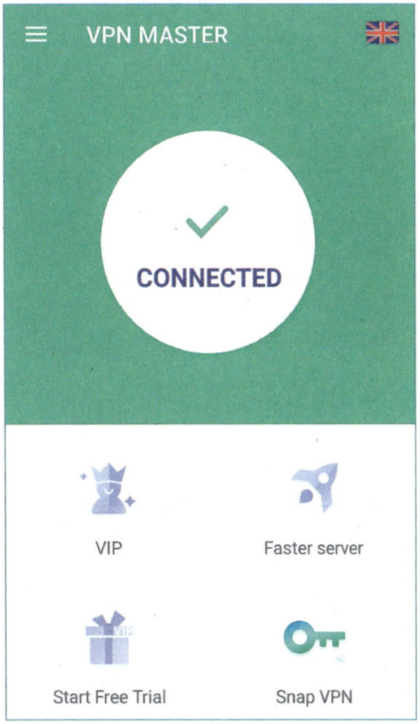

Sichere Passwörter und verschlüsselt surfen

Stichwort „Nutzerdaten preisgeben“: Über eine verschlüsselte Verbindung mit der App VPN Master können Sie Ihren Standort und Ihre IP-Adresse verschleiern. Und eine App wie LastPass hilft Ihnen dabei, Ihr Password-Management zu verbessern. Verzichten Sie auf wenige, leicht zu erratende Passwörter, die Sie immer wieder einsetzen.

Adblock Browser: Surfen ohne Werbung

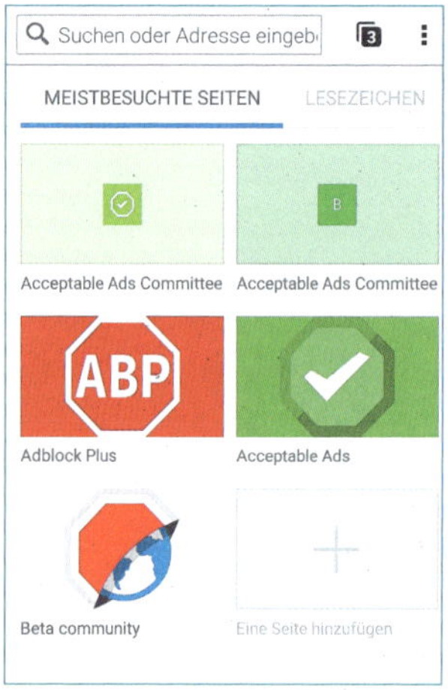

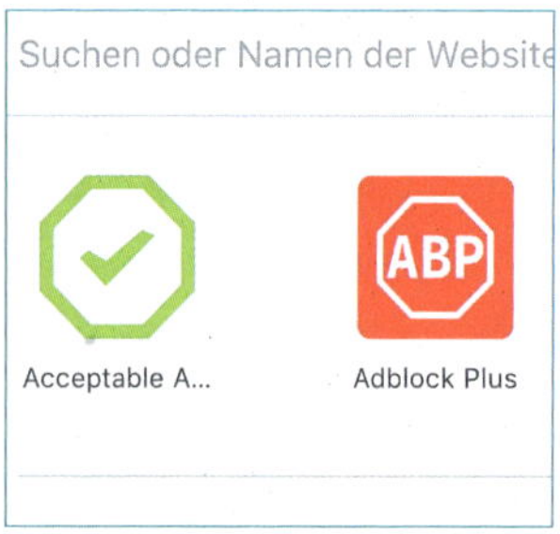

Der Adblock Browser ist eine Alternative zu Ihrem vorinstallierten Browser. Seine Funktion wird seinem Namen gerecht: Er blockiert Werbung.

Weniger störende Werbung gestatten

Eingestellt ist die App so, dass unaufdringliche Werbung immer noch zugelassen wird: also Werbebanner, die nicht viele Daten verbrauchen, keinen Ton abspielen und keine Inhalte überdecken. Einstellen und ändern können Sie diesen Modus unter dem *Menü*-Icon oben rechts *> Einstellungen > Adblocking*.

Die App unterscheidet sich etwas zwischen Android und iOS. Die Menüleiste des Browsers befindet sich etwa bei iOS unten, bei Android oben. Auch verfügt die Android-Version über mehr Funktionen in den *Einstellungen*. Aber die meisten Funktionen sind in beiden Fassungen zu finden. Im Folgenden stellen wir Ihnen die wichtigsten vor.

Surfen im privaten Modus bzw. im Ghost-Modus

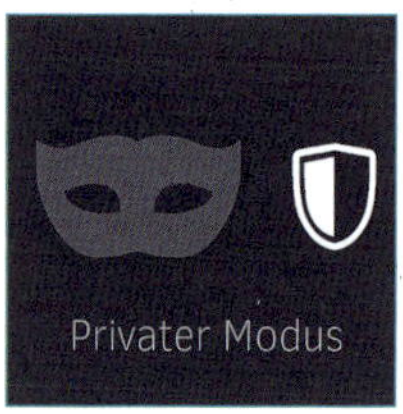

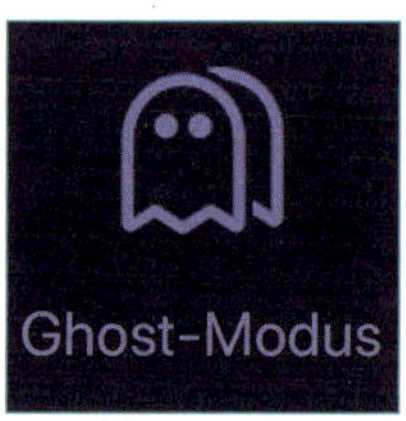

Sie können Webseiten besuchen, ohne dass diese in Ihrem Browserverlauf / in Ihrer Chronik verzeichnet werden. So werden auch keine Cookies oder ähnliches von dieser Seite gespeichert. Dieser geheime Modus lautet bei der Android-Version *Privater Modus* (gekennzeichnet mit einer Maske), bei iOS *Ghost-Modus* (zu erkennen durch ein Gespenster-Icon). In diesem Modus ist das Design des Browsers dunkel.

Achtung: Dieser geheime Modus verbirgt Ihre Webseiten-Besuche zwar auf Ihrem mobilen Gerät – doch nicht vor den Betreibern der zu besuchenden Websites. Ihre Web-IP lässt sich also vonseiten des Webseitenbetreiber durchaus zurückverfolgen. Möchten Sie Ihre Identität verschleiern, sollten Sie Apps wie den VPN Master (siehe „VPN Master: Sicheres Surfen in freien Netzen", S. 24) nutzen.

Suchen im Geheimen

Geben Sie in die Adresszeile keine Webadresse, sondern einen Suchbegriff ein, springen Sie automatisch in eine Suchmaschine. Hier suchen Sie keineswegs mit dem Datensammler Google, sondern mit DuckDuckGo.com. Diese Suchmaschine erhebt keine Daten über Ihr Suchverhalten. Unter *Menü > Einstellungen > Suche* können Sie die Standard-Suchmaschine auch abändern.

Alternativen

→ Opera-Browser

Hier finden Sie einen Datensparmodus, der dafür sorgt, dass komplexe Websites schneller aufgerufen werden können. Verfügbar ist der Browser für Android, iOS-Nutzer können aber auf die Variante Opera Touch zurückgreifen. (Android / iOS)

→ Dolphin Web Browser

Der leistungsstarke Browser lässt sich umfangreich anpassen. Die Android-Version lässt sich zudem wie ein Computer-Browser mit Erweiterungen/Add-ons ausstatten – z. B. mit einer Übersetzungs-Funktion oder einer Anbindung für Pocket (siehe „Pocket: Interessante Fundstücke später lesen", S. 124) oder Dropbox (siehe S. 155). (Android / iOS)

VPN Master: Sicheres Surfen in freien Netzen

Es ist praktisch, wenn Cafés, Hotels, Flughäfen, Bibliotheken oder Züge WLAN anbieten. Doch sicher ist es nicht, in diesen offenen Netzen mal eben online sein Bankkonto zu überprüfen: Andere könnten möglicherweise Ihre Aktionen mitlesen. In solchen Fällen ist eine sichere Verbindung ratsam. Möglich macht das etwa eine VPN-Verbindung, wie sie beispielsweise VPN Master anbietet.

VPN – ein virtuelles privates Netzwerk erstellen

Per VPN besuchen Sie nicht direkt die gewünschte Website, sondern machen einen kleinen Umweg, der alle Daten verschlüsselt.

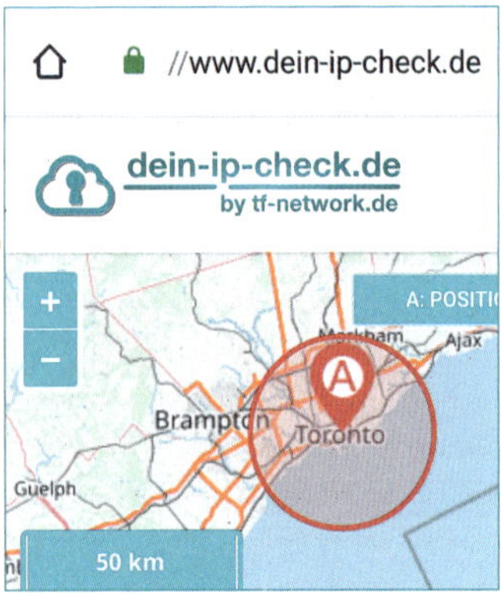

Mithilfe einer App wie VPN Master ist das sehr einfach. Die App einfach installieren und mit einem Tipp auf den Power-Button (iOS) bzw. auf Go (Android) starten. Von nun an ist Ihre Verbindung verschlüsselt und verschleiert.

Probieren Sie es aus: Besuchen Sie im mobilen Server die Website www.dein-ip-check.de: Infos über Ihren Standort sowie Ihren Internetanbieter sind von nun an andere. Ausschalten lässt sich die Funktion auf dem gleichen Weg, wie Sie sie eingeschaltet haben.

Standort verschleiern per VPN

Ein interessanter Nebeneffekt ist, dass Sie so ggf. Ihren Standort verschleiern können: Bieten eine Website Informationen an, die beispielsweise nur für Besucher aus den USA zugänglich sind, dann können Sie über eine VPN-Verbindung vorgaukeln, dass Sie mit Ihrem Mobilgerät nicht aus Deutschland, sondern aus den USA die Seite besuchen.

Für Zwischendurch oder für Vielsurfer

Ein Benutzerkonto ist für VPN Master nicht notwendig. Für das gelegentliche Surfen mit sicherer Verbindung reicht die kostenlose Variante. Sie müssen dann aber immer wieder die Werbeeinblendungen für den kostenlosen Test der Kaufversion ausblenden.
Wünschen Sie eine schnellere Verbindung als in der kostenlosen Version oder möchten Sie die Werbung (die teilweise penetrant eingeblendet wird) entfernen, ist ein Abo für 3 bis 12 Euro pro Monat notwendig (abhängig von der Zahlungsweise).
Sie können die kostenpflichtige Nutzung der App eine Woche testen – achten Sie auf die Kündigungsfrist.

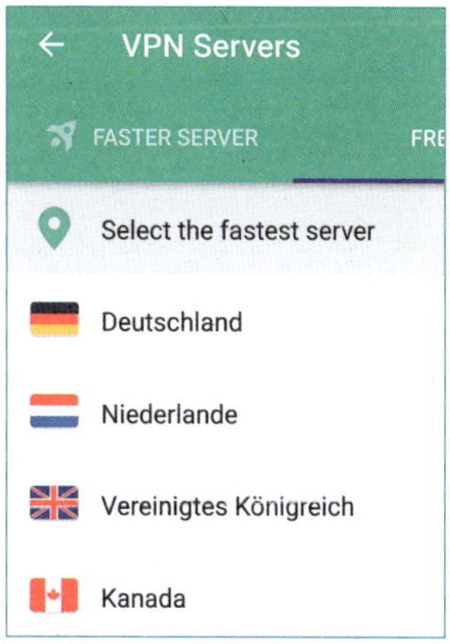

Eben noch in Deutschland, nun in Kanada

Android-Nutzer können auch in der kostenlosen Version den Server sowie den Standort wechseln. Sollte der genutzte Server viel zu langsam sein, ist ein Wechsel sinnvoll. Tippen Sie hierfür oben rechts auf die *Länderflagge*, dann auf den Reiter *Free*, und wählen Sie schließlich das gewünschte Land.

Alternativen

→ **Secure VPN**

Sollte Ihnen VPN Master nicht zusagen, dann probieren Sie für Ihr Android-Gerät einmal die App Secure VPN. Diese funktioniert genauso, setzt teilweise aber andere Server ein. (Android)

→ **VPN 360**

Eine empfehlenswerte Alternative von VPN Master für das iPhone oder iPad bietet Ihnen VPN 360. Die kostenpflichtige Variante ermöglicht Ihnen die Nutzung der App an bis zu fünf Geräten gleichzeitig. (iOS)

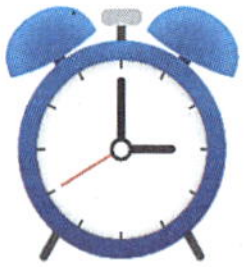

Alarm Clock Xtreme: Wecker-App mit vielen Funktionen

Eine Weckfunktion bringt natürlich jedes Smartphone bereits mit. Aber wenn Sie einen wirklich umfangreicheren Wecker wünschen, sollten Sie die Android-App Alarm Clock Xtreme ausprobieren.

Als Gratisvariante oder als werbefreie Bezahlvariante

Alarm Clock Xtreme ist kostenlos, dafür aber werbefinanziert. Die Werbung lässt sich durch ein Upgrade in Höhe von rund 5 Euro auch ausschalten. Der Vorteil der werbefreien Version: Möchten Sie im müden Zustand den Wecker ausschalten, tippen Sie nicht aus Versehen auf einen eingeblendeten Werbebanner.

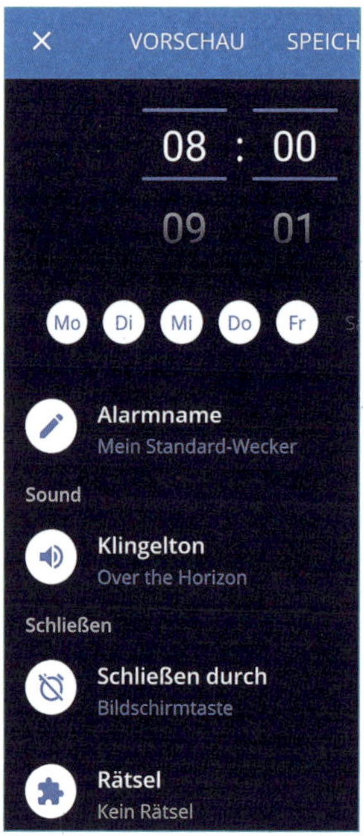

Benutzeroberfläche

Die App verfügt über einen größeren Schlummer-Button und einen kleineren Ausschalt-Button.
Starten Sie die App, sind direkt zwei Weckeinstellungen vorhanden. Sie können sie im Detail anpassen: unter *Menü* (oben links) *> Einstellungen > Alarmvorlage*.
Jedes Mal, wenn Sie auf der Startseite einen neuen Wecker hinzufügen, ist dieser z. B. immer mit dem gewünschten Weckton oder Ihrer eingestellten Schlummerdauer vorkonfiguriert. Jeden hinzugefügten Wecker können Sie dann ganz individuell anpassen.

Matheaufgaben zum Wachwerden

Genial ist die Möglichkeit, die Schlummerdauer mit jedem Intervall zu verkürzen. Auch empfehlen wir die Rätselfunktion, wenn es um das Ausschalten des Weckers geht. Der Grund: So können Sie nie wieder aus Versehen, den Wecker ausschalten, wenn Sie im Halbschlaf doch eigentlich die Schlummertaste drücken wollten. Denn erst mit dem Lösen einer (gerne auch sehr leichten) Matheaufgabe ist der Wecker auch wirklich aus.

Weckzeiten nur unter der Woche

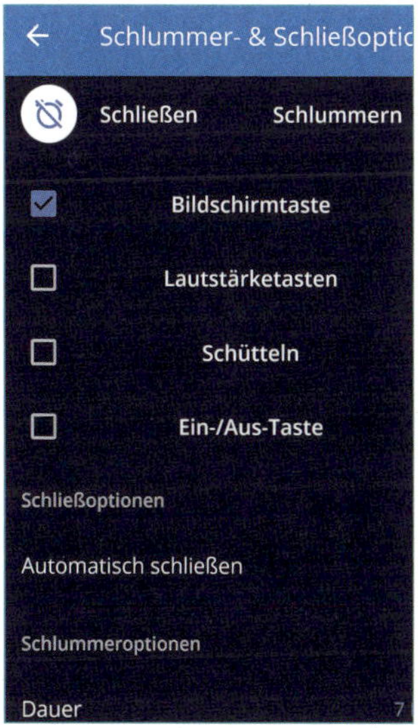

Wählen Sie einen oder mehrere Wochentage aus, um nur dann geweckt zu werden, wenn Sie wirklich früh aufstehen müssen. Wichtig: Achten Sie darauf, dass der gewünschte Wecker in der Übersicht auch eingeschaltet ist. Der Schieberegler ist hierbei nach rechts verschoben.

Spezialfunktionen

Praktisch ist auch die Überspringen-Funktion: Klingelt Ihr Wecker z. B. immer werktags um 7 Uhr, müssen Sie am kommenden Mittwoch aber schon um 6 Uhr aufstehen, belassen Sie Ihren Standard-Wecker, wie er ist. Tippen Sie nur in der Übersicht rechts auf das Menü-Zeichen (drei Punkte) und wählen Sie *Überspringen*. Aktivieren Sie dann einen weiteren Wecker, der Sie dann am folgenden Tag um 6 Uhr weckt. Durch die Überspringen-Funktion schaltet sich der Standard-Wecker am Donnerstagmorgen automatisch wieder ein.

Alternative

→ Alarmy

Eine Weckapp, die sich vorgenommen hat, Langschläfern auf den Keks zu gehen! So lässt sich der Weckton nur abschalten, wenn ein zuvor abgelichteter Ort (z. B. das Badezimmer) erneut abfotografiert wird. Das Design unterscheidet sich allerdings zwischen Android und iOS teilweise erheblich. Die Funktionen immerhin sind aber einigermaßen identisch. (Android / iOS)

LastPass: Alle Passwörter sicher in der Cloud

Passwörter sollten kompliziert sein, man sollte nie nur eines für verschiedene Webseiten verwenden – und sie nirgendwo aufschreiben. Wer soll sich das alles merken? Apps wie LastPass sind da genau das Richtige: Hier werden alle Passwörter in einer sicheren Cloud gespeichert und lassen sich per App oder einer anderen Anwendung immer und überall aufrufen. Ein integrierter Passwortgenerator hilft dabei, sichere Passwörter zu erzeugen. Schon in der kostenlosen Variante ist LastPass für die meisten Zwecke ausreichend.

Ein Passwort für alles

Für die Verwendung der App benötigen Sie ein Nutzerkonto. Das Passwort, das Sie dabei erstellen, ist später auch Ihr Masterpasswort. Sprich: Sie benötigen dann nur noch dieses eine Passwort, um an alle anderen Passwörter zu gelangen. Besitzt Ihr Smartphone einen Fingerabdrucksensor, können Sie diese Funktion direkt zu Anfang freischalten. Dann gelangen Sie ohne Passwort und lediglich mit Ihrem Fingerabdruck zu dem digitalen Tresor mit all Ihren Passwörtern.

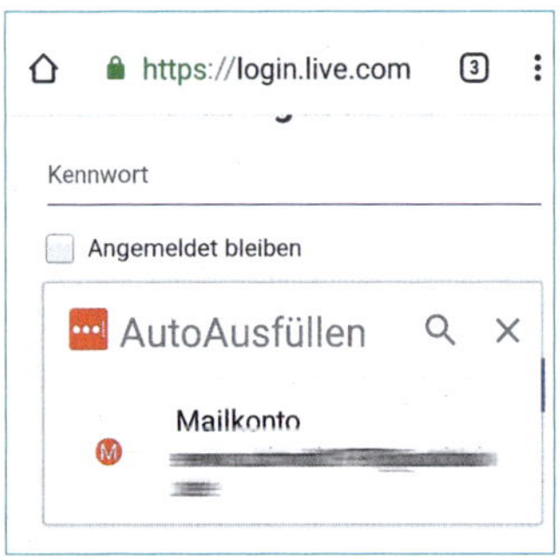

Grundlegende Einstellungen

Anfangs sollten Sie erst einmal die App auf Deutsch stellen. Hierzu gehen Sie in die *Einstellungen* (Settings), die Sie bei Android in dem *Menü* (Button oben links) und bei iOS unten finden. Dann wählen Sie *Advanced > Language > German*. Anschließend sollten Sie noch folgende Einstellungen vornehmen:

- **Autofill bei Android:** *Menü > Einstellungen > AutoAusfüllen > Android Oreo: Autofill > Next > Last-*

Pass und bestätigen. Anschließend noch: *Legacy: Autofill > LastPass* (unter Dienste) > *Ein*. Und als drittes und letztes: *Menü > Einstellungen > AutoAusfüllen > Enable overlay permission* (unter *Erweitert*) > *Berechtigung erteilen.*

▶ **Autofill bei iOS:** *Einstellungen* (Ihres iPhones oder iPads) > *Passwörter & Accounts > Automatisch ausfüllen > LastPass* auswählen. Entfernen Sie am besten auch das Häkchen bei dem *Schlüsselbund*, der Standard-Ausfüllhilfe.

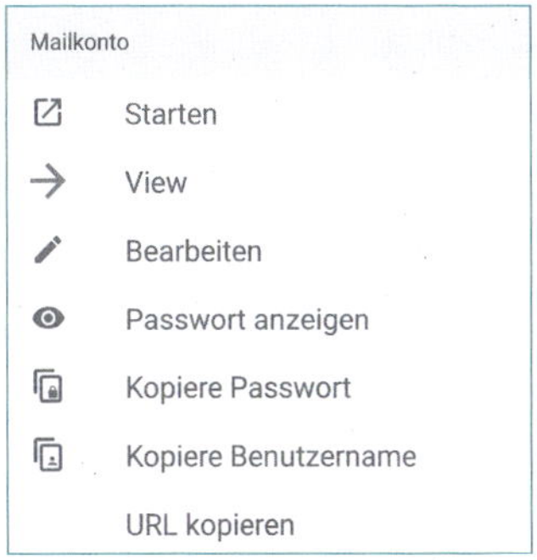

Überall sicher einloggen

Speichern Sie als nächstes in der App unter *Webseiten* alle Anmeldedaten inklusive der jeweiligen Anmeldeseite zu Ihren Mailkonten, Onlineshops usw. ab.
Zeit für den ersten Test: Besuchen Sie bspw. einen Ihrer Onlineshops. Nun erscheint ein kleines Feld, über das LastPass anbietet, die Anmeldefelder zu füllen. Ein Fingertipp darauf und die Logindaten sind gesetzt.

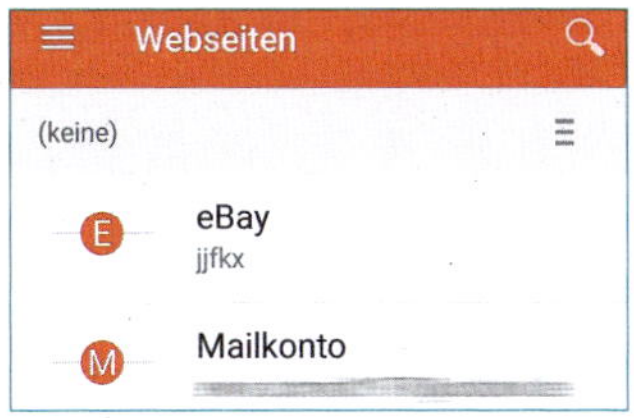

Überall sichere Passwörter

Da Passwörter nun automatisch eingefügt werden, schrecken Sie nicht vor komplizierten Kombinationen zurück. Vergessen Sie aber nicht Ihr Masterpasswort, sonst sind alle anderen Kennwörter auch weg.

Alternative

→ **Dashlane**

Ist Ihnen LastPass zu umfangreich, bietet Dashlane die richtige Alternative. In der kostenlosen Variante gestattet die App jedoch „nur" 50 Passwörter – je nach Nutzung kann das ggf. zu wenig sein. (Android / iOS)

Energy Bar: Den Akkustand besser visualisieren

Den genauen Stand des Geräteakkus kann man anhand des kleinen Batterie-Icons oben oft nur grob einschätzen. Immerhin bieten viele neuere Geräte auch an, den genauen Stand per Prozentangabe darstellen zu lassen (siehe Kasten).

Android-Nutzer, denen das nicht visuell genug ist, sollten Energy Bar ausprobieren. Diese App zaubert Ihnen einen dünnen, farbigen Steifen oben an den Rand. Je nachdem, wie lang oder kurz dieser Streifen ist, sehen Sie ganz genau, wie voll Ihr Akku noch ist. In der kostenpflichtigen Variante von Energy Bar können sie zudem die komplette Benachrichtigungszeile oben einfärben.

Notwendige Benachrichtigungen

Wenn Sie die App starten, müssen Sie ihr zunächst einen Zugriff gewähren. Das ist notwendig, damit die App Ihre Benachrichtigungszeile für den Statusbalken nutzen kann. Betätigen Sie dafür direkt beim ersten Appstart in der Einführung den kleinen Schieberegler unten. Später können Sie das ebenso ein- und ausschalten; hierfür müssen Sie dann in der App oben rechts den Schieberegler betätigen.

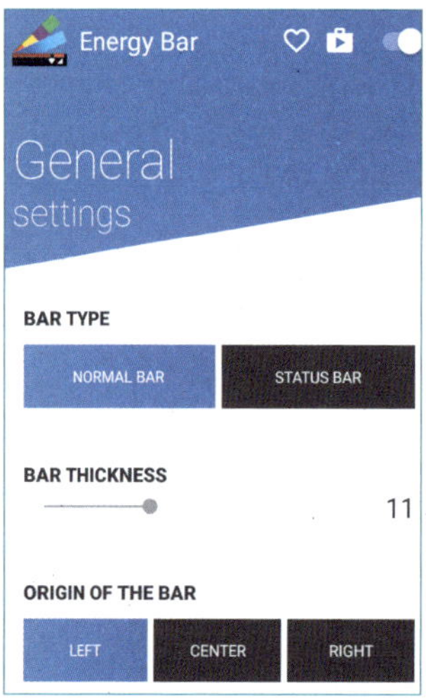

Praktische Einstellungsmöglichkeiten

- **Wie dick** soll die Akkuleiste sein? Probieren Sie es einfach aus.
- **Wie soll die Ausrichtung** der Leiste sein, auf den abnehmenden Balken bezogen? Empfehlenswert ist klassisch linksbündig.
- **Soll der Balken** auch im Vollbildschirm-Modus zu sehen sein? Etwa auch dann, wenn Sie ein Video anschauen?

▶ **Soll der Akkubalken pulsieren** oder dergleichen, wenn Sie das Smartphone oder Tablet aufladen? Wenn Ihnen das das zu viel Bewegung ist, sollten Sie *No Animation* wählen.

Farben nach aktuellem Akkustand definieren

Die größten Einstellungen bieten Ihnen die Farbregler unten. Denn Sie können festlegen, dass sich die Farbe ändert, wenn der Balken immer kürzer wird. Tippen Sie auf *Segments*, um z. B. einzustellen, dass sich die Farbe nicht sprunghaft, sondern mit Übergängen wandelt. Entscheidender ist es, die Farben sowie den jeweiligen Akkubereich festzulegen - bspw. drei Stufen in Ampel-Warnfarben. Oder orientieren Sie sich am Farbdesign sowie am Hintergrundbild Ihres Gerätes, und probieren Sie ruhigere Farben aus.

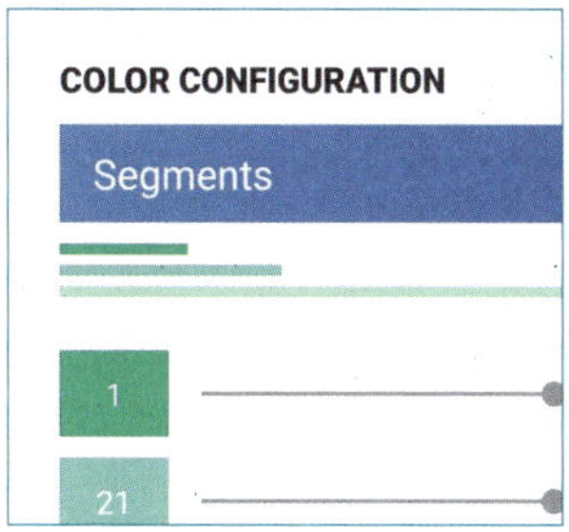

Am besten ist es, Sie löschen zunächst alle Farbfelder bis auf eines. Hierfür ziehen Sie einen Regler nach links auf das Mülleimer-Icon. Wählen Sie dann beim übrigen Regler den gewünschten Mindestwert (z. B. bis zu 20 %). Automatisch erscheint dann ein neuer Regler.

Erstellen Sie so Schritt für Schritt die gewünschten Stufen. Die passenden Farben wählen Sie dann ganz zum Schluss aus. Hierzu tippen Sie einfach auf eines der Farbfelder links oder rechts.

Tipp

Akkustatus bei iOS: Leider ermöglicht es Apple nicht, dass Drittanbieter-Apps bestimmte Bereiche des Betriebssystems abwandeln. Sprich: Eine App wie Energy Bar gibt es für das iPhone oder iPad nicht. Sie können zur besseren Erkennbarkeit des Akkustands aber immerhin den Prozentwert einblenden lassen. Das geht unter *Einstellungen > Batterie > Batterieladung in %*.

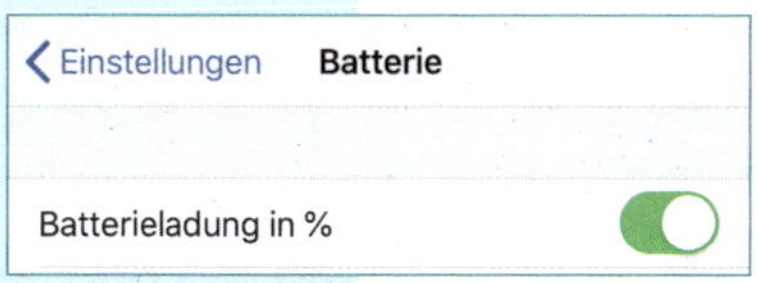

Kreative Kommunikation

Smartphones sind das Kommunikationsmittel Nummer eins. Wer sich vernetzen will, aber kein Interesse an Datensammel-Apps hat, wer neue Sprachen lernen will oder wer sich online verlieben möchte, findet hier die richtigen Apps dafür.

Freunde, Familie und neue Menschen kennenlernen

Der große Vorteil eines Smartphones als Kommunikations-Zentrale: Sie haben es immer dabei. Egal, ob Sie es für für einen locken Plausch mit Freunden oder Verwandten oder für berufliche Zwecke nutzen. Apps aus der Rubrik Büro und Produktivität finden Sie im separaten Kapitel „Genial für die Produktivität“ ab Seite 140.

Längst steht dabei die Telefonfunktion nicht mehr im Fokus des Mobilgeräts, sondern die vielen Dienste, über die wir uns untereinander verknüpfen – ob per Sprachnachricht oder Videokonferenz.

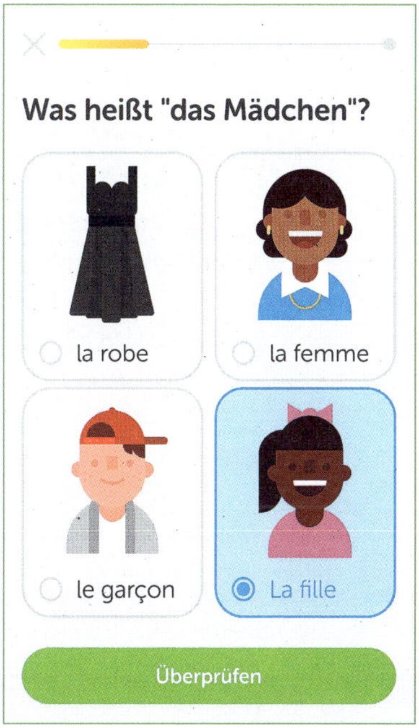

Neue Apps für neue Ziele

Waren mobile Videokonferenzen vor einem Jahrzehnt noch Zukunftsfantasien, gibt es Partnervermittlungsbörsen schon seit den Anfängen des Internets. Aber auch hier unterscheiden sich die Funktionen von App zu App – genauso wie die Fähigkeit, wie zielgenau die bessere Hälfte gefunden wird.

Auch neue Sprachen lassen sich inzwischen ganz leicht per Smartphone-Lektionen lernen. Oder Sie lassen sich alles übersetzen – direkt im Display.

Hoccer: Entspannt chatten ohne Datenkrake

In der Untersuchung von 18 Messenger-Apps schnitt „Hoccer“ mit dem test-Qualitätsurteil gut (1,9) am besten ab (test 8/2015). Nicht zuletzt ausschlaggebend war der Umgang mit persönlichen Daten . Nutzer chatten hier anonym und unkompliziert, alle Server stehen in Deutschland.

Vergleichbar mit dem Messenger Skype kommt bei Hoccer keine Telefonnummer zum Einsatz, sondern ein Nutzerprofil. Starten Sie die App, müssen Sie nur einen Kontaktnamen festlegen – und auf Wunsch ein Profilbild hochladen.

Mailadressen oder ähnliches werden nicht abgefragt, Ihr Kontaktbuch nicht ausgelesen. Der Schlüssel, um sich miteinander zu vernetzten, sind zufallsgenerierte Zahlencodes. Mehr benötigen Sie nicht.

So starten Sie einen Chat mit anderen Nutzern der App

▶ **SMS / E-Mail:** Tippen Sie oben rechts auf das Plus-Icon (iOS) bzw. unter *Kontakte* auf den entsprechenden Hinzufügen-Button (Android). Sie können dann dem gewünschten Gesprächspartner eine vorgefertigte SMS versenden; Android-Nutzer erhalten auch die Möglichkeit, eine Mail zu versenden.

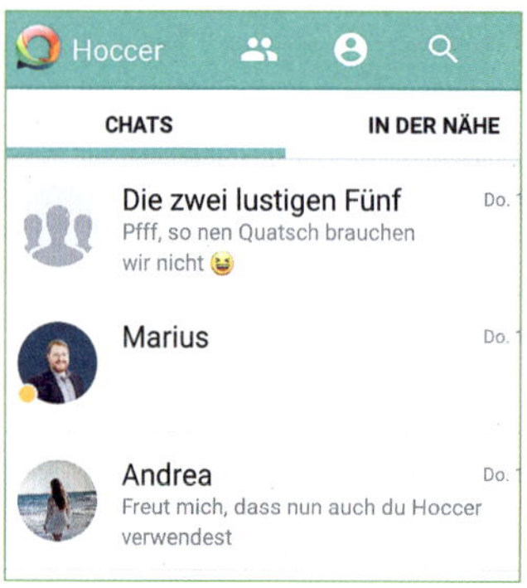

▶ **Code:** Oder Sie generieren sich einen QR-Code. Befindet sich der gewünschte Gesprächspartner neben Ihnen, kann dieser über *Code > Scannen* Ihren Code abfotografieren, um sich mit Ihnen zu verknüpfen. Alternativ können Sie auch den 10-stelligen Code abschreiben und weiterreichen. Der Code wird dann ebenfalls unter *Scannen* eingetragen.

▶ **In der Nähe:** Wechseln Sie sowie Ihr Gesprächspartner auf der Startseite der App in den Reiter *In der*

Nähe. Haben Sie beide der App gestattet, Ihren Standort abzurufen und befinden Sie sich in einem Radius von weniger als 100 Metern, erscheinen Sie jeweils auf dem Bildschirm des anderen. Schon können Sie miteinander chatten – und zwar verschlüsselt. Das Gegenüber muss erst noch Ihre Einladung annehmen, um dann auch dauerhaft mit Ihnen „befreundet" zu sein.

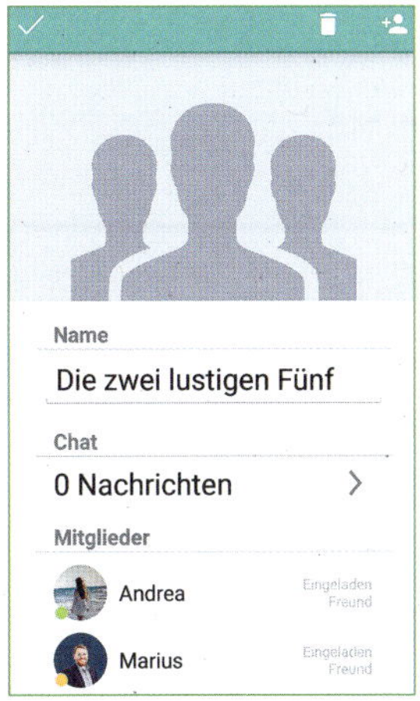

Gruppenchats ruckzuck erstellt

Möchten Sie mit mehreren Personen gemeinsam chatten? Tippen Sie hier im Bereich *Kontakt* auf den Reiter *Gruppen* und dann auf den *Hinzufügen*-Button (mit den zwei symbolischen Personen). Geben Sie der neuen Gruppe einen Namen und fügen Sie oben rechts (Android) bzw. unten über *Einladen* die gewünschten Kontakte hinzu. Ab sofort finden Sie den Gruppenchat unter Ihren *Chats*. Alle eingeladenen Personen erhalten in Hoccer eine entsprechende Einladung.

Alternativen

→ Telegram

Eine empfehlenswerte Alternative ist Telegram. Die App funktioniert sehr ähnlich wie WhatsApp. Genial ist, dass alle Chats in einer Cloud gespeichert sind – der Umzug von einem Gerät zum anderen ist dadurch kinderleicht. Lediglich vollverschlüsselte Chats lassen sich aus Gründen der Sicherheit nicht ex-/importieren. (Android / iOS)

→ Threema

Die zweitbeste App im Test: für besonders sichereres und verschlüsseltes Chatten, mit Servern in der Schweiz. Hier sind auch verschlüsselte Sprachanrufe dabei. Erhältlich ist die App für 2,99 Euro (Android) bzw. 3,49 Euro (iOS). (Android / iOS)

Skype: Der Klassiker unter den Voice- und Video-Chats

Chatten per Text- und Sprachnachrichten sind gut und schön, aber die Technik von heute kann mehr: Per Videotelefonie können Sie sich mit Menschen aus aller Welt in Bild und Ton austauschen – und das auch noch völlig kostenlos.

Viele Menschen haben bereits ein Nutzerkonto bei Skype, eine Telefon- oder Videokonferenz ist somit schnell erstellt. Ein Grund für die große Verbreitung: Sie können Skype in Ihrem Computer-Browser, als Desktop-Anwendung und auch als App fürs Android-Smartphone und fürs iPhone nutzen. Das vereinfacht die Kommunikation enorm.

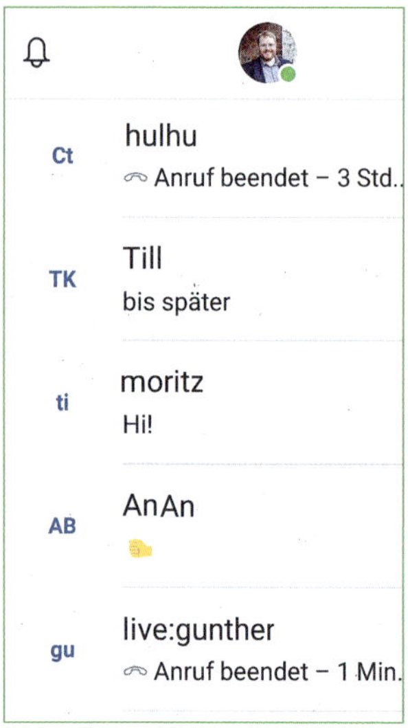

Start und Kontoerstellung

Direkt zum Start werden Sie aufgefordert, sich mit Ihrem Skype- oder Microsoft-Konto zu verbinden - oder jetzt eines zu erstellen. Als Basis benötigen Sie Ihre Telefonnummer oder eine E-Mail (dafür auf *Stattdessen eine vorhandene E-Mail-Adresse verwenden* tippen). Sind alle Daten eingetragen, erhalten Sie noch einen Code, mit dem Sie Ihr Nutzerkonto verifizieren. Dann geht es auch schon los!

Direkt am Anfang fragt Skype, ob es Ihre Kontakte nach möglichen Skype-Nutzern scannen darf. Wenn Sie dies nicht möchten, tippen Sie auf *Überspringen*. Rechte für Kamera und Mikrofon sollten Sie aber zulassen.

Freunde und Verwandte zu Skype hinzufügen

Tippen Sie oben rechts auf das Personen-Icon (iOS) bzw. auf das Lupen-Symbol (Android). Geben Sie nun den Skype-Nutzernamen der gesuchten Person ein und schon wird diese vorgeschlagen.

Schreiben Sie die gewünschte Person an, wird diese entsprechend benachrichtigt und kann dann entscheiden, ob die Verbindung angenommen oder blockiert werden soll. Wenn ersteres, werden Sie unter den *Skype-Kontakten* des jeweils anderen geführt und der Chat kann losgehen.
Ihren eigenen Benutzernamen finden Sie unter *Chats > Profil-Icon* (oben in der Mitte) *> Skype-Name*. Unter diesem Namen können Sie andere finden.

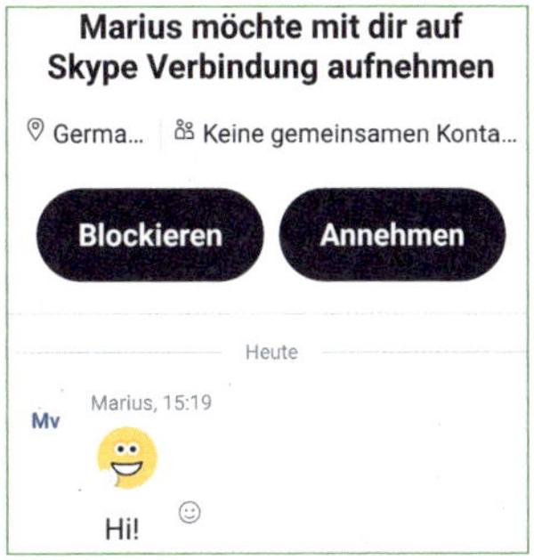
Marius möchte mit dir auf Skype Verbindung aufnehmen
Germa...
Keine gemeinsamen Konta...
Blockieren
Annehmen
Heute
Mv
Marius, 15:19
Hi!

Auf Wunsch zwischen Textchat, Ton und Video schalten

Tippen Sie oben in einem Chat auf das *Kamera*- oder *Telefon*-Symbol, startet der Video- oder Sprach-Chat (*Voice*). Während eines Gesprächs können Sie Ihr Mikrofon oder Ihre Kamera jederzeit ein- und ausschalten. Die Symbolleiste dazu blenden Sie ein, indem Sie kurz auf den Bildschirm tippen.
Ein Gruppengespräch mit mehreren Kontakten ist ebenfalls möglich. Tippen Sie dafür bei einem normalen Voice- oder Video-Chat auf das Plus-Symbol und fügen Sie weitere Kontakte hinzu.

Alternativen

→ Google Duo

Eine Skype-Alternative aus dem Haus Google bietet Duo. Der Video-Chat überzeugt durch Schnelligkeit und eine hohe Benutzerfreundlichkeit. Außerdem ist Duo auf vielen Android-Geräten bereits vorinstalliert. (Android / iOS)

→ FaceTime

Das, was Duo auf einem Android-Gerät ist, ist FaceTime für das iPhone oder iPad. Der Video-Messenger ist auf den Geräten bereits vorinstalliert und funktioniert mit dem Apple-Konto. (Android)

Google Übersetzer: Texte und Sprache schnell übersetzen

Google Translate bzw. Google Übersetzer mag nicht ganz so anspruchsvoll und perfekt sein wie manche hochwertige Wörterbuch-App (siehe Alternativen). Dafür bietet die App einen weit größeren Funktionsumfang. Bei vielen Android-Geräten ist sie schon vorinstalliert.

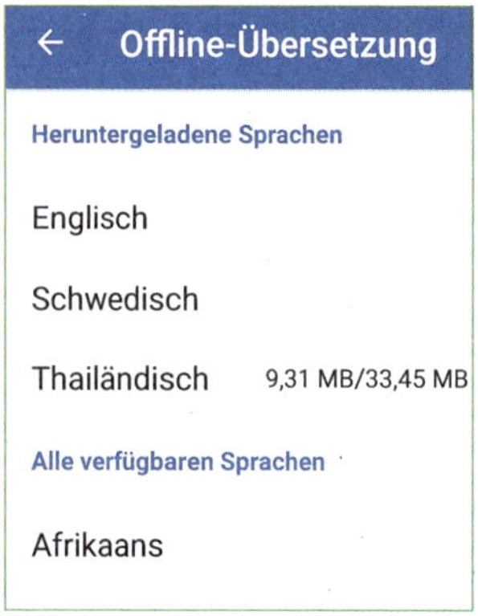

Mehr als 50 Sprachen offline speichern

Google bietet mehr als 100 Sprachen zur Übersetzung an – unter anderem sogar Friesisch. Mehr als die Hälfte der Sprachen funktionieren in der App sogar offline. Das ist gerade im Urlaub praktisch, wenn man unterwegs kein Internet hat.

Laden Sie sich einfach über *Menü > Offline-Übersetzung* (Android) bzw. *Einstellungen > Offline-Übersetzung > Plus-Icon* (iOS) die gewünschten Sprachen herunter. Ein Sprachpaket entfernen Sie wieder, wenn Sie auf das Mülleimer-Icon tippen.

Übersetzung per Texteingabe

Wählen Sie die Ausgangs- sowie die Zielsprache, tippen (oder kopieren) Sie einen Text ein – fertig. Sind Sie sich bei der Ausgangssprache nicht sicher, können Sie auch *Sprache erkennen* wählen: Die App gleicht die Eingabe dann mit ihren Wörterbüchern ab.

Übersetzung per Spracheingabe

Ebenfalls praktisch ist die direkte Übersetzung in einem Gespräch. Tippen Sie auf *Unterhaltung*: Nun können abwechselnd Sie und Ihr (fremdsprachiger) Gesprächspartner in das Smartphone sprechen – direkt im Anschluss übersetzt eine Computerstimme.

Geniale Übersetzung per Smartphone-Kamera

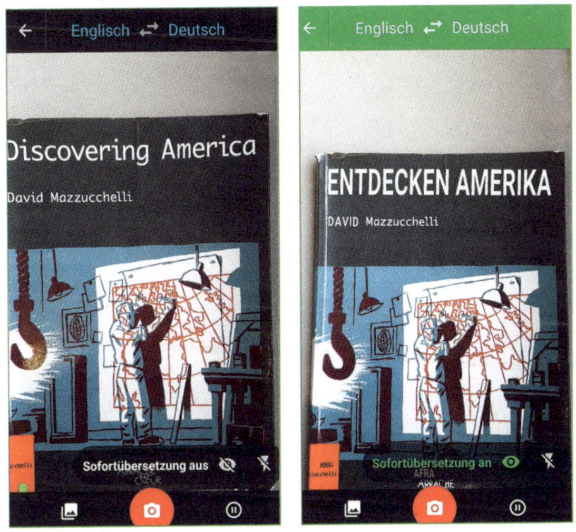

Am beeindruckendsten ist die Übersetzung eines fremdsprachigen Schildes oder eines Buchtitels.

Die Funktion steckt noch in der Entwicklung und ist entsprechend eingeschränkt: Englische Texte lassen sich auch auf Deutsch übersetzen, bei allen anderen Sprachen muss die Zielsprache Englisch sein. Es funktionieren bisher nur einfache Zusammenhänge.

Tippen Sie auf *Kamera*, richten Sie sie auf einen zu übersetzenden Text – und sehen Sie das Resultat direkt im Display Ihres Smartphones. Bei komplexeren Texten empfiehlt es sich, in diesem Modus ein *Foto* aufzunehmen. Die App scannt nach brauchbaren Texten und umrahmt diese. *Markieren* Sie mit dem Finger den relevanten Bereich – schon wird dieser übersetzt.

Alternativen

→ Leo.org

Für eine exaktere Übersetzung einzelner Wörter eignet sich Leo.org. Hier erhalten Sie für ein und dasselbe Wort sämtliche Übersetzungsvarianten, was bei akkurater Übersetzung hilfreich ist. Bei weiteren Unklarheiten helfen die vielen Anmerkungen im Diskussionsbereich. (Android / iOS)

→ dict.cc Wörterbuch

Ebenfalls ein solides Wörterbuch wie Leo.org – jedoch mit weit mehr Sprachen. Sprachpakete lassen sich zudem auch für den Offline-Gebrauch abspeichern. (Android / iOS)

Duolingo: Neue Sprachen per Smartphone lernen

Eine neue Sprache zu lernen bedeutet klassischerweise, endlose Listen von Vokabeln auswendig zu lernen. Oft ist der Wunsch groß, kleiner sind dagegen Disziplin und dauerhafte Motivation. Apps wie Duolingo nehmen Sie bei diesem Vorhaben an die Hand und helfen Ihnen – kostenlos, nur mit gelegentlicher Werbung.

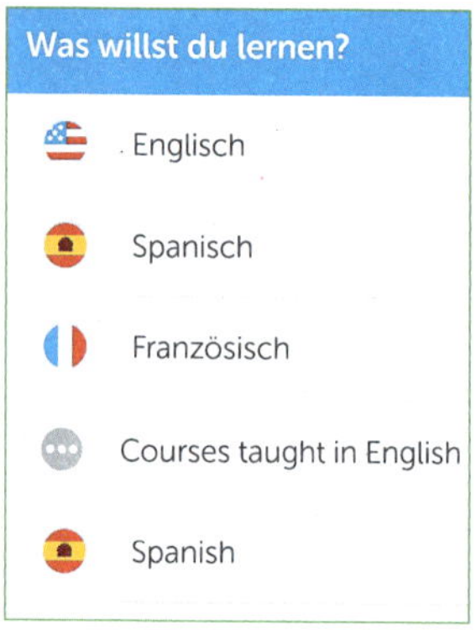

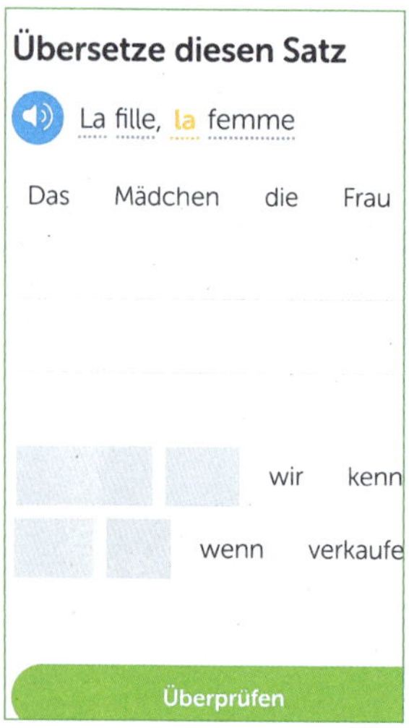

Von Englisch bis Klingonisch: für jeden etwas dabei

Angeboten werden zunächst drei Sprachen: Englisch, Französisch und Spanisch. Wen die Führung durch die Lektionen in englischer statt deutscher Sprache nicht stört, kann jedoch auch aus weit mehr Sprachen wählen. Von Japanisch über Türkisch bis hin zu Hindi ist alles dabei. Selbst außergewöhnliche Sprachen wie Walisisch, die Sprache der Navajo-Indianer und sogar Klingonisch (aus „Star Trek“) lassen sich mit Duolingo erlernen.
Auch ohne Nutzerkonto können Sie die App ausprobieren. Für den richtigen Gebrauch ist aber ein Account notwendig. Damit können Sie die App an mehreren Geräte nutzen – selbst am PC über de.duolingo.com.

Tagesziel festlegen und einhalten

Zunächst legen Sie in Duolingo fest, wie viel Zeit Sie pro Tag fürs Lernen erübrigen möchten.
Später erhalten Sie dann entsprechende Benachrichtigungen, die Sie ans Weitermachen erinnern. Auf Wunsch lassen sich diese aber auch in den Einstellungen ausschalten: Android-Nutzer tippen in der Fortschrittsan-

zeige *Lernen* Ihres Sprachkurses oben rechts auf *Menü-Icon > Einstellungen*. iOS-Nutzer wechseln in das *Profil >* oben rechts auf *Einstellungen*-Icon tippen.

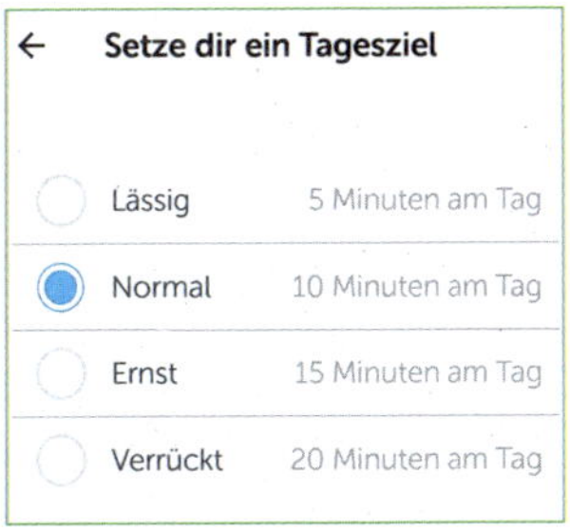

Mittendrin einsteigen möglich

Sollten Sie bereits Erfahrungen mit der Sprache gesammelt haben, können Sie am Anfang in einem kleinen Einstufungstest zeigen, was Sie können. Darauf baut die App dann Ihren Kurs auf.

Vielfältige Übungen

Die Übungen sind unterschiedlich: Übersetzung einzelner Wörter, Zugehörigkeit der Begriffe, Sätze bilden und Vorlesen von Wörtern. Jedes Ergebnis wird von der App auch vorgetragen, damit Sie die Aussprache besser lernen. Schritt für Schritt erlernen Sie hierüber dann Ihre gewünschte Sprache.

Alternativen

→ busuu

Bis zu 15 Sprachen können Sie mit der App busuu erlernen – und zwar vom Niveau A1 bis auf B2. Die App ist auch kostenlos nutzbar, in einer Premium-Variante lassen sich aber weit mehr Lernfunktionen freischalten. Auch die Offline-Nutzung ist dabei nutzbar. (Android / iOS)

→ Ankommen

Möchten Sie in Ihrem Umfeld Menschen helfen, in Deutschland zurecht zu kommen und die deutsche Sprache zu erlernen? Ein praktisches Hilfsmittel ist hierbei die App Ankommen vom Bundesamt für Migration und Flüchtlinge in Zusammenarbeit mit der Bundesagentur für Arbeit, dem Goethe Institut und dem Bayrischen Rundfunk. (Android / iOS)

Lovescout24: Partnersuche per App

Was früher Zeitungsannoncen zur Partnersuche waren, ist heute Online-Dating. Mittlerweile ist es völlig normal, dass immer mehr Menschen online Ihr Glück suchen – und finden.
Der Vorteil gegenüber Zufallsbekanntschaften: ausgetüftelte Algorithmen bieten Vorschläge an, die genau zu Ihnen passen sollen. Bei einer Untersuchung von sechs Online-Singlebörsen setzte sich Lovescout24 (damals noch „Friendscout24") wegen guter Suchmöglichkeiten, Passgenauigkeit und täglichen Partnervorschlägen durch (test 2/2016). Es wurden zudem keine unnötigen Daten gesendet (test 3/2018).

Fast immer kostenpflichtiges Konto notwendig

Komplett kostenlos bringen die meisten Online-Dating-Dienste wenig – da macht Lovescout24 keine Ausnahme. In der Gratisvariante können Sie zwar gezielt nach Singles mit definierten Vorgaben suchen, die Kommunikation ist aber stark eingeschränkt.
Für eine ernsthafte Partnersuche müssen Sie monatlich rund 20 Euro zahlen – bei einer Mindestlaufzeit von einem Jahr.

Profil einrichten

Zunächst müssen Sie Ihr Geschlecht, Ihre Präferenz sowie einen Ort, Nutzername und Mailadresse angeben, gefolgt von einer ersten Beschreibung Ihrer selbst, z. B. Familienstand, Kinder, Bildungsstand, Körpergröße und ein Foto.

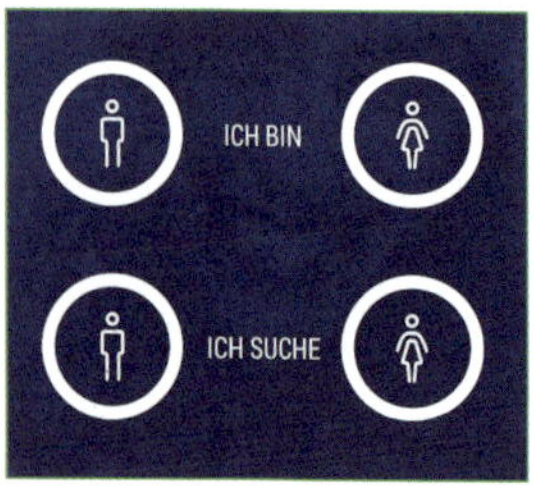

Danach können Sie unter *Mein Profil > Bearbeiten* (Stift-Symbol oben rechts) weitere Daten über sich preisgeben – etwa Hobbys oder Musikgeschmack. Weiter unten können und sollten Sie ein paar Einschränkungen zu Ihrer Traumperson festlegen.

Bevor Sie auf die Suche gehen, können Sie noch einstellen, wie oft Sie benachrichtigt werden möchten: *Mein Profil > Einstellungen* (Zahnrad-Icon bei iOS oben links, bei Android unten) *> Benachrichtigungen*.

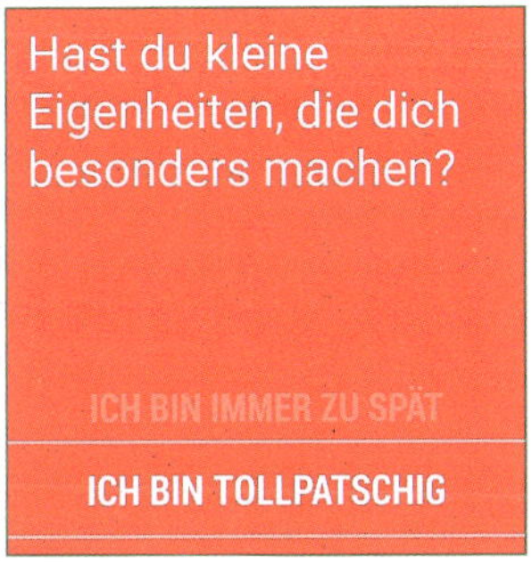
Hast du kleine Eigenheiten, die dich besonders machen?
ICH BIN IMMER ZU SPÄT
ICH BIN TOLLPATSCHIG

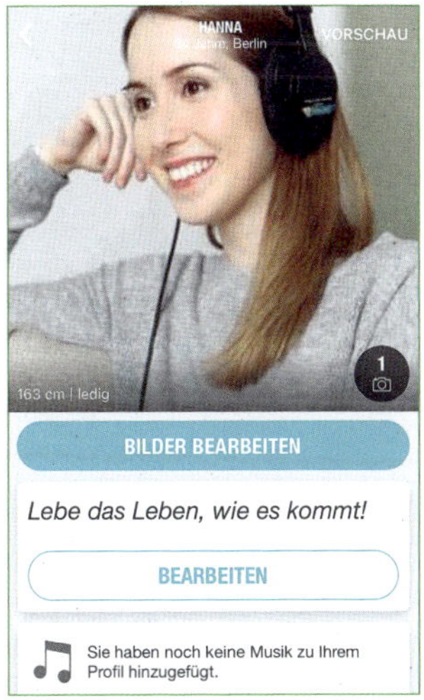
HANNA
VORSCHAU
163 cm | ledig
1
BILDER BEARBEITEN
Lebe das Leben, wie es kommt!
BEARBEITEN
Sie haben noch keine Musik zu Ihrem Profil hinzugefügt.

Singles suchen und finden

- **Entdecken:** Über diese Funktion bekommen Sie einige Profile möglicherweise passender Personen vorgeschlagen.
- **Dateroulette:** Unter *Suche > Dateroulette* sehen Sie nacheinander Profilbilder, die Sie direkt für sich bewerten können.
- **Gezielte Personensuche:** Tippen Sie oben links auf die Lupe.

Alternativen

→ Parship

In der Untersuchung von fünf Online-Partnervermittlungen schnitt Parship am besten ab (test 2/2016). Ausschlaggebend waren die Beratung, ausführliche Infos und viele Partnervorschläge. Kostenpunkt: ca. 60 Euro im Monat. (Android / iOS)

→ Bumble

Die Partnersuch-App Bumble setzt sich dadurch von ihren Mitbewerbern ab, dass hier immer zuerst die Frau den Kontakt aufbaut. Die App sendet allerdings unnötig Gerätedaten an Microsoft (test 3/2018). (Android / iOS)

Gut geplant für Heim & Garten

Neue Möbel planen oder einen neuen Garten entwerfen – selbst bei diesen Themen können Smartphone und Tablet eine große HIlfe sein. Erfahren Sie in diesem Kapitel, welche Apps für Gartenfreunde unerlässlich sind und wie Sie mithilfe von Augmented Reality (AR) Räume ausmessen und Möbel auswählen.

Ihre Vermessung der Welt

Nicht einfach eine Lineal-App haben iPhones von Anfang an installiert: Apples Maßband-App (sowie AR Ruler App für Android) erkennt neben Entfernungen auch Flächen und Größen. Apps zum Messen funktionieren mit Augmented Reality (kurz AR), auf Deutsch „erweiterte Realität" genannt.

Durchs Display in die Simulation

Die „Realität" ist das, was Sie sehen. Dieses Bild wird dann mit weiteren Details auf Ihrem Display virtuell „erweitert".

Die App IKEA Place etwa projiziert Ihnen das Sofa ins Wohnzimmer, damit Sie noch vor dem Kauf sehen, ob es überhaupt passt. Und die App PlantNet erkennt anhand eines fotografierten Blattes, um welche Pflanze es sich handelt.

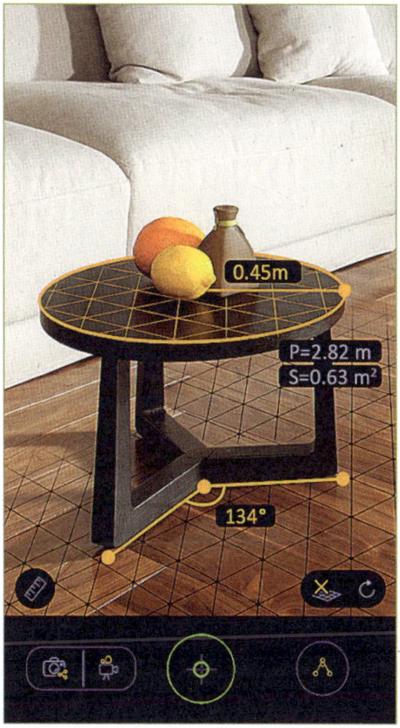

Ausführliche Gartenplanung per Tablet

Den neuen Garten können sie gleich ganz virtuell planen, etwa mit der App Home Design 3D Outdoor&Garden.

Das Wetter schließlich lässt sich zwar nicht planen, aber doch immerhin vorhersagen. Apps wie Wetter online und Wetter & Uhr Widget sagen Ihnen dank Regenradar minutengenau voraus, wann Zeit für die Gartenarbeit sein wird.

AR Ruler App: Das Smartphone als 3D-Maßband

Apple hat seinen iPhones und iPads eine eigene App zum Messen spendiert (siehe „Maßband“). Und Android? Hierfür gibt es die AR Ruler App. Diese verwendet die Gerätekamera in Verbindung mit Augmented Reality (AR, erweiterte Realität).

Das, was die Kamera sieht, wird mit einem virtuellem Maßband versehen. Mithilfe von Ortungssensoren in Smartphone und Tablet kann die App bestimmen, wie groß etwas ist oder wie weit entfernt.

Oberflächen erfassen und Messung starten

Starten Sie die App, müssen Sie jedes Mal bestätigen, dass Sie die Version der App mit Werbeanzeigen verwenden – oder die Werbefreiheit für etwa 10 Euro erwerben.

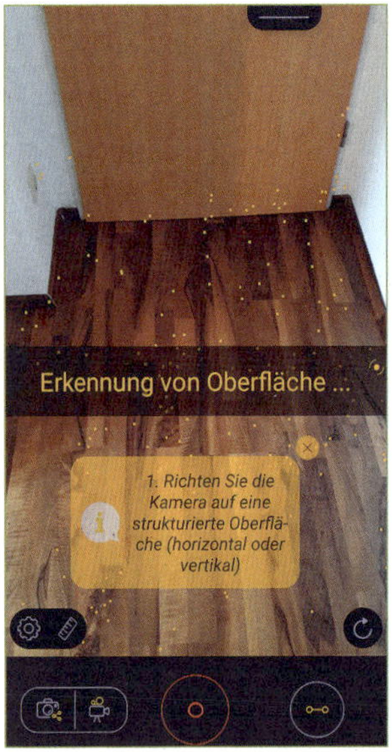
Erkennung von Oberfläche ...
1. Richten Sie die Kamera auf eine strukturierte Oberfläche (horizontal oder vertikal)

Tippen Sie unten auf *Lineal*, um die eigentliche Anwendung zu starten. Um etwas zu messen, müssen Sie zunächst die Kamera auf die zu messende Fläche ausrichten – einen Boden, ein Möbelstück oder eine Tür. Achten sie auf ausreichende Lichtverhältnisse. Die App erstellt nun ein Oberflächenraster. Am besten bewegen Sie Ihr Smartphone oder Tablet leicht näher heran und dann wieder weiter weg von der zu scannenden Oberfläche. Hat die App die Oberfläche erkannt, erscheint unten ein gelbes Häkchen.

Tippen Sie nun auf dem Bildschirm die zu messende Oberfläche an und führen Sie das grüne Koordinationskreuz an die Stelle, wo Sie die Messung starten wollen. Tippen Sie entweder auf den Bildschirm oder direkt auf den grünen Button unten. Schon wird der erste Messpunkt gesetzt.

Ziehen Sie das virtuelle Maßband an die gewünschte Stelle. Schon während des Ziehens können Sie die genaue Länge messen. Festhalten können Sie eine bestimmte Messung, wenn Sie am gewünschten Punkt abermals eine Markierung setzen. Die gemessene Strecke ist nun gesetzt.
Mit dem Rotations-Button rechts machen Sie Ihre letzten Aktionen wieder rückgängig. Gemessene Strecken können Sie mit Tipp auf den kleinen Button oben am Rand ansehen und abspeichern. Auch können Sie unten links ein Foto der Messung schießen.

Flächen, Winkel, Entfernungen und Höhen

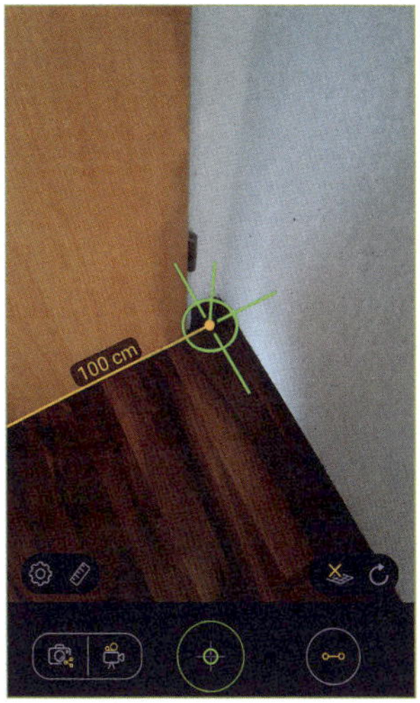

Sie können mit der AR Ruler App auch Flächen, Winkel und Höhen abmessen. Tippen unten rechts auf den Button mit der schematischen Linie und wählen Sie das gewünschte Messinstrument aus.

Mess-Apps mit Vorsicht genießen

Egal, ob AR Ruler App für Android oder Maßband-App für iOS: Die eingesetzte Technik ist derzeit noch recht neu und nicht fortgeschritten genug, um Messungen fehlerfrei vornehmen zu können. Ein klassischer Zollstock ist für die genaue Messung immer noch vorzuziehen. Für eine Messung auf die Schnelle – und der Unterhaltung wegen – sind diese Apps aber praktisch.

Alternative

→ Maßband

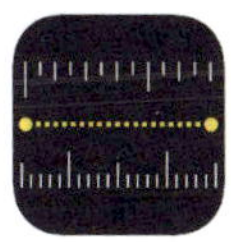

iOS hat ab der Version 12 eine eigene Mess-App, das Maßband (im Englischen „Measure" genannt). Diese App ist auf einem aktuell gehaltenen iPhone oder iPad bereits vorinstalliert. Sie funktioniert genauso wie die hier vorgestellte AR Ruler App für Android. (iOS)

IKEA Place: Möbel virtuell in der Wohnung testen

Wie sieht ein Wunsch-Möbelstück wohl im neuen Wohnzimmer aus? Passt es überhaupt vom Platz her? Mit Augmented Reality (AR, erweiterte Realität) hilft Ihnen hier auch Ikea – und verkauft Ihnen natürlich ganz nebenbei seine Möbel.

Das Möbelhaus als App

IKEA Place sieht aus wie eine abgespeckte Kamera-App. Tippen Sie unten auf das *Plus*-Symbol, erscheint ein Katalog mit allen Produkten von Ikea . Die App lässt sich also auch zum Stöbern durch die Produktwelt des schwedischen Möbelhauses verwenden.
Hier können Sie sich gewünschte Kategorien anschauen oder Produkte gezielt suchen. Was Sie gut finden, können Sie mit dem *Herz*-Symbol markieren und später im Kamera-Modus unten rechts hinter dem Button mit den Personen-Icon wiederfinden.

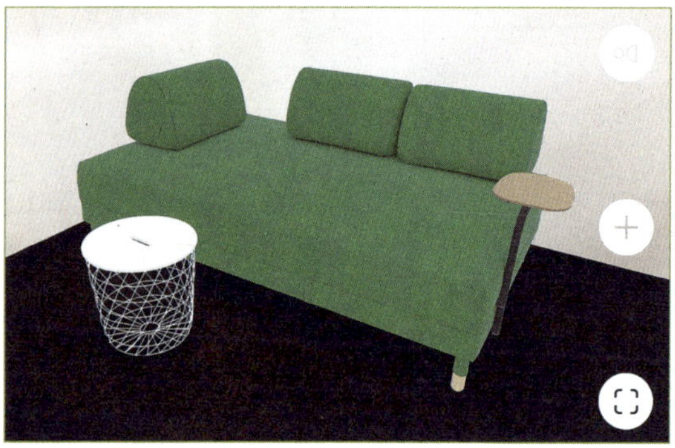

Möbelstücke einfach in der Wohnung platzieren

In der Kataloganischt der App sind einige Möbel und Produkte mit einem schematischen Würfelsymbol versehen.
Wählen Sie so ein Möbelstück aus, ändern Sie ggf. noch Optionen wie die Farbe, und tippen Sie unten auf *Bei dir zu Hause ausprobieren*. Schon erscheint wieder die Kamera-Ansicht. Scannen Sie hiermit eine freie Ecke Ihrer Wohnung und alle Wände und Böden rundherum ab. Nach wenigen Sekunden erscheint das Möbelstück virtuell im Sichtfeld. Mit dem

Finger können Sie es nun verschieben und mit zwei Fingern drehen. Befindet sich das Möbel an der richtigen Stelle, „stellen" Sie es mit einem Fingertippen auf den blauen Häkchen-Button ab.
Nun können Sie sehen, wie sich das Möbel in Ihrem Zimmer macht. Wieder verschieben lässt sich ein Möbel, wenn Sie es antippen. Sie können auch weitere Möbel hinzufügen.
Erscheinen die Produkte sonderbar klein, hilft es, den Raum erneut zu scannen. Hierfür tippen Sie unten rechts auf den *Personen*-Button *> Einstellungen* oben rechts *> Den Raum nochmal scannen*. Sollte sich die Platzierung der Möbel nicht bessern, beenden Sie die App und starten Sie sie noch einmal neu.

Namen von Ikea-Möbel ermitteln

Ikea bietet die kostenlose App natürlich nicht ganz uneigennützig an. Die Option zum tatsächlichen Kauf ist meist nur einen Schritt entfernt. Möchten Sie etwa den Namen eines Möbelstücks erfahren, das Sie bei Freunden gesehen haben, können Sie ein Foto des Möbels im Katalog suchen lassen. Dazu tippen Sie einfach unten links auf den Button mit dem Quadrat und wählen auf dem Display das anvisierte Möbelstück an: Schon erscheinen erste Vorschläge aus dem Produktkatalog.

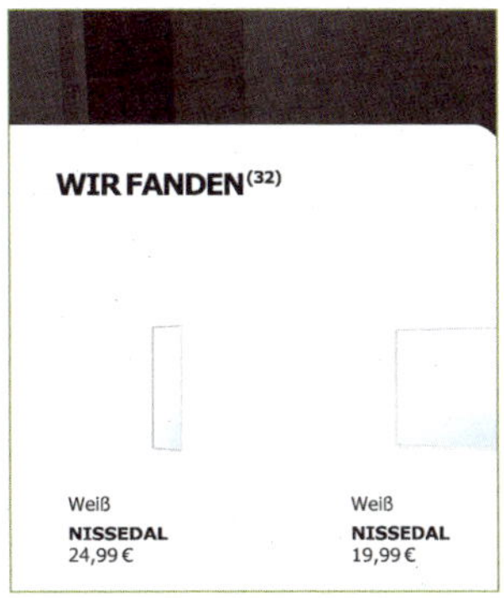

Alternative

→ 3D Haus und Interior (Android) / Raumplaner und Zimmer Einrichten (iOS)

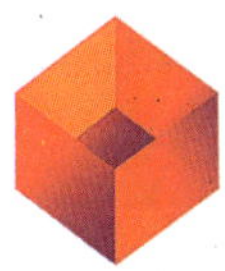

Diese Raumplaner-App gibt es sowohl für Android als auch für iOS, wobei sie sich, was den Namen angeht, deutlich unterscheidet. Die Funktionsweise hingegen ist gleich. Mit dem Raumplaner können Sie Zimmergrundrisse erstellen und mit virtuellen Möbeln bestücken. Hierzu sind bis zu 2500 Möbel von vielen verschiedenen Herstellern verfügbar. (Android / iOS)

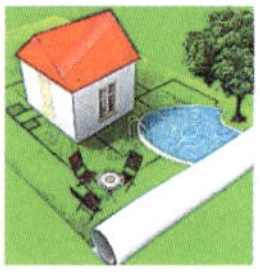

Home Design 3D: Die smarte Gartenplanung

Sie möchten Ihren neuen Garten planen? Setzen Sie den ersten Spatenstich doch digital! Die App Home Design 3D Outdoor & Garden lässt sich auch für die Planung von Häusern einsetzen, doch für die Gartenplanung überzeugt sie dank der großen Detailoptionen.

Die App wird zwar kostenlos angeboten, in dieser Variante können Sie Ihre Entwürfe aber nicht abspeichern. Um sie voll nutzen zu können, benötigen Sie die Premium-Version für etwa 5 Euro.

Querformat-Pflicht macht Tablet fast zur Voraussetzung

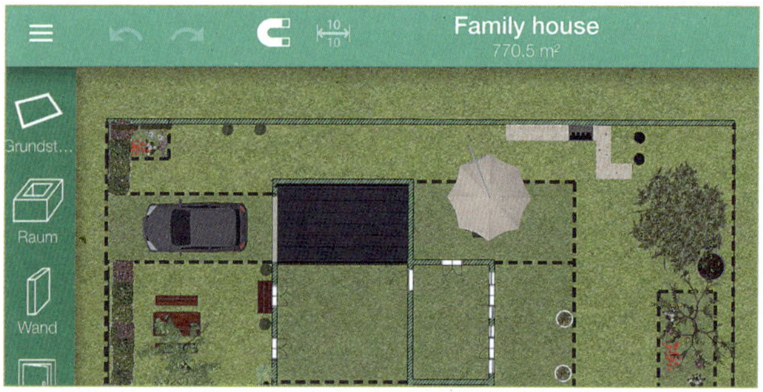

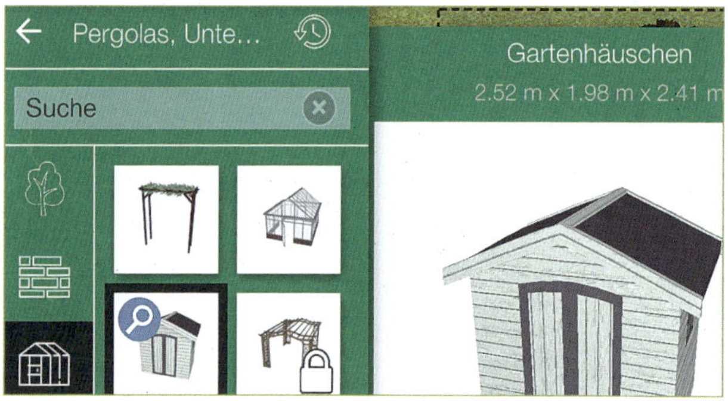

Die App kommt im Querformat zum Einsatz. Die Einstellungsmöglichkeiten von Home Design 3D sind enorm – was aber den Nachteil hat, dass die Bedienung an kleinen Smartphones ein wenig fummelig sein kann.

Empfehlenswert ist also die Nutzung auf einem Tablet.

Der neue Garten lässt sich auf einer großen grünen Grundfläche planen. Hierzu können Sie links gewünschte Flächen oder Gegenstände auswählen und diese mit dem Finger auf der Fläche platzieren. So können Sie z.B. ein Grundstück sowie den Umriss Ihres Hauses anlegen, damit Sie genau sehen können, wie viel Raum für den Garten zur Verfügung steht.

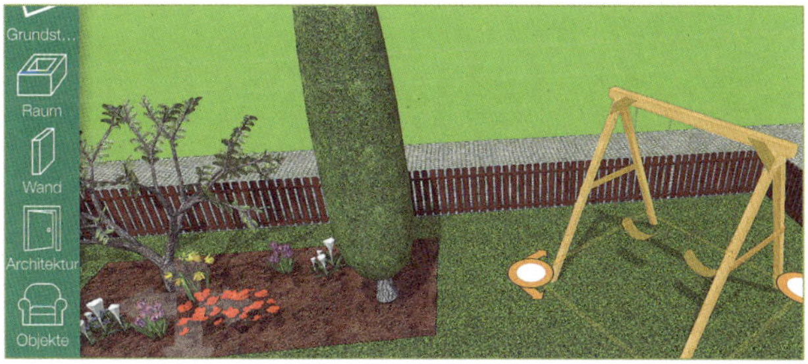

Digitale Werkzeuge, Bäume, Teiche und Schaukeln

Soll etwas geändert oder verschoben werden, tippen Sie auf den entsprechenden Gegenstand und passen es entsprechend an.
Auf der rechten Seite werden je nach Element entsprechende Werkzeuge angeboten. Auch *Löschen* können Sie platzierte Gegenstände wieder. Ist nichts markiert, sehen Sie rechts Pfeil-Buttons, mit denen Sie Änderungen wieder rückgängig machen können.
Mit zwei Fingern können Sie in das Bild hineinzoomen, per *3D* den Entwurf dreidimensional machen.
Links werden Ihnen die *Objekte* angeboten: Bäume, Gartenstühle, Zäune, Teiche, Beete, Gartenhäuser und mehr. Passende Elemente ziehen Sie aus der Liste mit dem Finger an die gewünschte Stelle. Hier können Sie sie antippen und wie gewünscht anpassen.

Projektbeispiele

Beim ersten Start wird automatisch ein Beispielgarten geladen. Weitere Beispiele finden Sie über *Menü*. Wählen Sie hier das passende Grundstück aus, tippen Sie auf *Öffnen* – und passen Sie es nach eigenen Wünschen an.

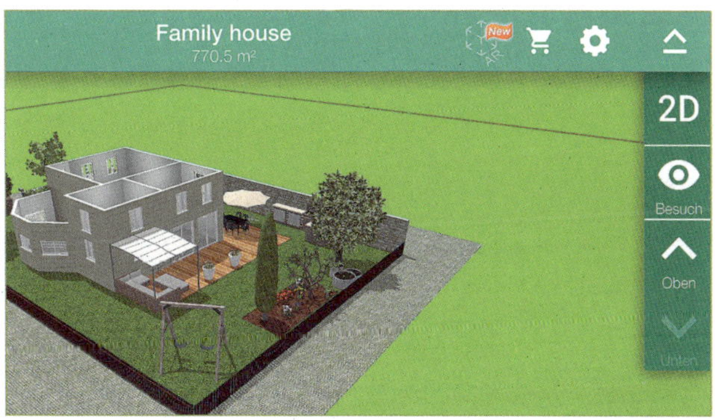

PlantNet: Pflanzenbestimmung per Smartphone

Handelt es sich um Beifuß-Ambrosie oder um Wermut? Die Bestimmung von Pflanzen ist nicht für jeden einfach zu erlernen. Gut, dass es die App PlantNet („Pl@ntNet“ für Android) gibt. Sie wurde von verschiedenen Vereinen, Forschungseinrichtungen und Stiftungen entwickelt. Mit ihr bestimmen Sie Pflanzen anhand von Fotos.

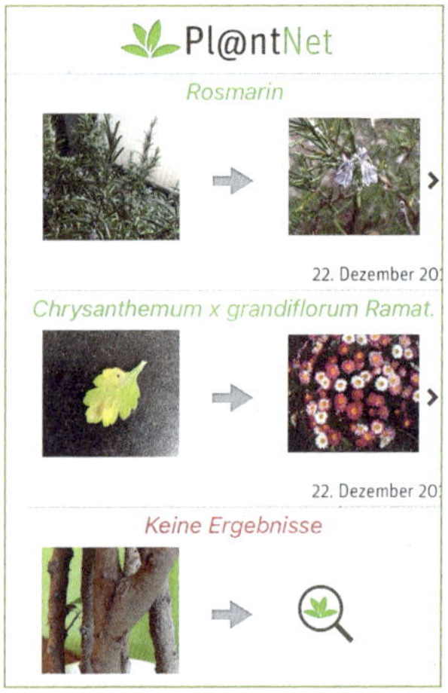

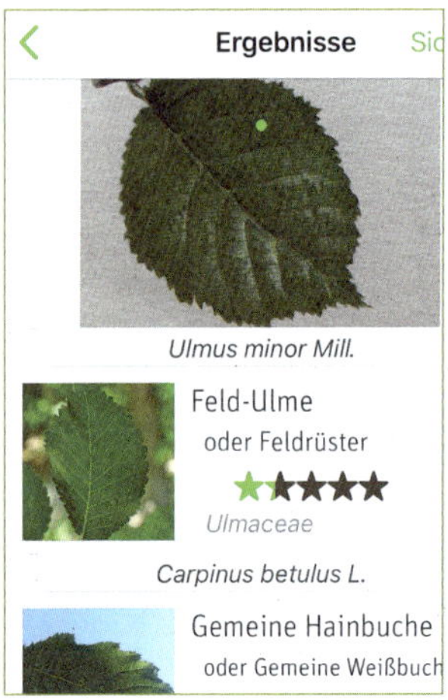

Infos zu abfotografierten Blüten und Blättern

Pl@netNet unterscheidet sich, was das Aussehen angeht, ein wenig von PlantNet (iOS), funktioniert aber im Grunde gleich.

Sie tippen auf das *Lupen*- bzw. *Kamera*-Symbol und schießen ein Foto der zu identifizierenden Pflanze. Es sollte ein Detail sein, wie z. B. Rinde, Blatt, Blüte oder Frucht. Anschließend können Sie das Bild sogar entsprechend markieren und bis zu fünf weitere Bilder mit Pflanzendetails hinzufügen.

Gleicht man die Bilder mit der Pl@netNet-Cloud ab, werden die Bilder analysiert und die App nennt entsprechende Vorschläge. Sie finden verschiedene Fotos sowie Links zu Infoquellen wie Wikipedia. Tippen Sie beim *passenden Treffer* auf *Bestätigen* (Android) bzw. auf die *passende Pflanze > Teilen > Häkchen oben rechts* (iOS).

Sie können Ihre Ergebnisse auch in die Pflanzen-Cloud hochladen und die Datenbank unterstützen – dafür ist aber ein Nutzerkonto notwendig. Bei fehlerhaften Angaben können Sie Informationen wie z. B. den korrekten lateinischen Namen einer Pflanze mitteilen.

Große Auswahl an Pflanzen

Ihre Ergebnisse finden Sie von nun an unter *Beobachtungen* bzw. *Meine Beobachtungen*. Möchten Sie einfach nur stöbern, finden Sie unter *Artenliste* alle Pflanzen, die Pl@netNet zu der jeweiligen Region verzeichnet hat. Und für allgemeine Inspiration dient die Startseite mit den *Nachrichten* bzw. *Beiträgen*.
Mit am besten funktioniert die App mit Pflanzen aus Westeuropa. Über 6700 Arten aus Westeuropa soll die App erkennen. Unter *Projekte* lassen sich auch andere Regionen auf der Welt auswählen – auch, wenn manche noch nicht so umfangreich erschlossen wurden wie das westliche und mittlere Europa. Wie umfangreich ein solches Archiv ausgestattet ist, zeigt vor allem die Projekte-Seite in der Android-Variante der App.

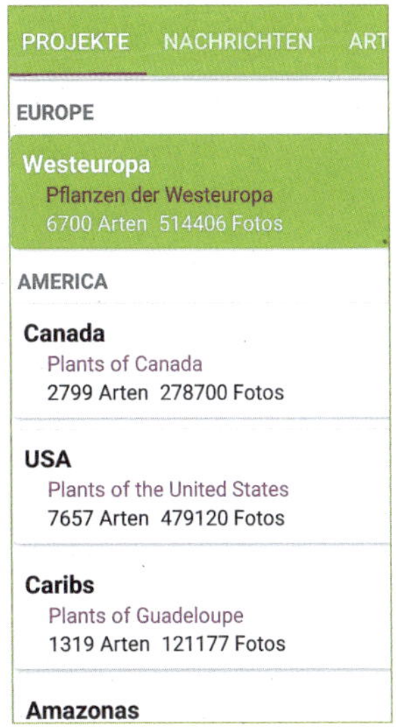
PROJEKTE
NACHRICHTEN
ART
EUROPE
Westeuropa
Pflanzen der Westeuropa
6700 Arten 514406 Fotos
AMERICA
Canada
Plants of Canada
2799 Arten 278700 Fotos
USA
Plants of the United States
7657 Arten 479120 Fotos
Caribs
Plants of Guadeloupe
1319 Arten 121177 Fotos
Amazonas

Alternativen

→ Der Gemüse Gärtner

Die werbefreie iOS-App Der Gemüse Gärtner konzentriert sich auf den Anbau von Gemüse und Kräutern. Hier finden Sie Anbauanleitungen, Praxistipps, Nährwerte, Erinnerungsfunktionen für Gartentätigkeiten, Rezepte und einen Anbaukalender. Den vollen Umfang erhalten Sie für 2,29 Euro (Gemüse) bzw. 1,09 Euro (Kräuter). In der Gratisversion stehen Ihnen 18 Pflanzen zur Verfügung. (iOS)

→ Pflanzendoktor

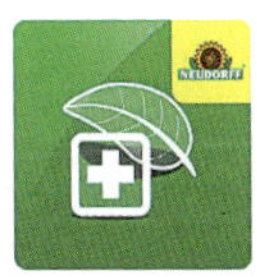

Diese App befasst sich mit Krankheiten und dem Schädlingsbefall von Pflanzen. Die App Pflanzendoktor vereinfacht die Diagnose von kranken Pflanzen mithilfe von Fotos und Beschreibungen und nennt mögliche Wege der Bekämpfung. (Android / iOS)

Wetter Online: Die Alternative zur Standard-App

Apps, die verraten, wie das Wetter werden wird, gibt es wie Sand am Meer. Und doch gibt es hier und dort Anwendungen, die sich aus der Masse herausheben – sei es aufgrund der vielen Funktionen, sei es aufgrund zuverlässiger Prognosen. Eine solche App ist Wetter-Online.

Die App ist werbefinanziert – doch für den schnellen Wettercheck stört das eigentlich nicht. Ansonsten können Sie unter *Info & Einstellungen* (das Zahnrad-Icon bzw. Menü-Icon oben links) *> Premium* ein kostenpflichtiges Abo abschließen, das unter anderem die Werbung deaktiviert.

Wetterradar, News, Pollenflug, Skiinfo und mehr

WetterOnline bietet eine Fülle an Informationen. Auf der Startseite finden Sie nicht nur die Wetterprognosen in Tages- oder Wochenansicht, sondern auch einen genauen Wetterradar. Tippen Sie darauf, erscheint dieser in groß und Sie können hier genau überprüfen, wie der Regen in den letzten Minuten verlaufen ist. Möchte man aber stärker in die Karte heranzoomen, funktioniert das leider nur für Premium-Nutzer.

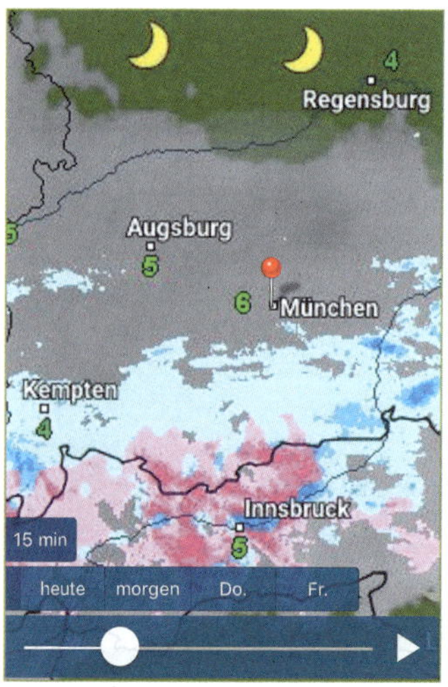

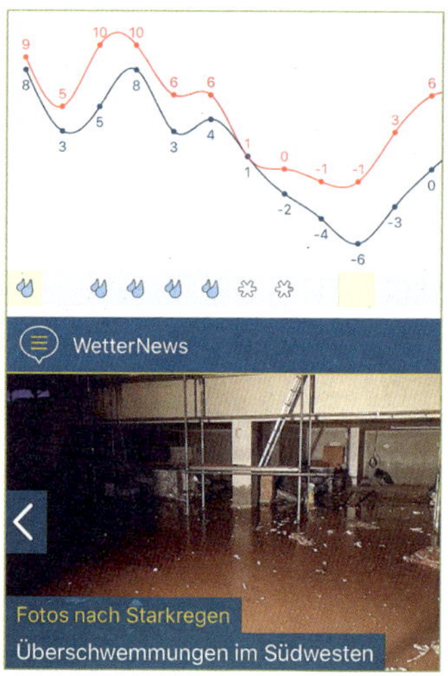

Weitere Besonderheiten sind Wetternews, ein Pollenflug-Alarm sowie – in entsprechenden Regionen – eine Skiinfo. Unter *Info & Einstellungen* können Sie zudem festlegen, dass Sie per Benachrichtigung *Unwetterwarnungen* erhalten. Auch lässt sich in der Einstellungen genau festlegen, wie die Überblicksseite aufgebaut ist. Allergiker etwa können den Pollenflug-Link weiter oben platzieren.

Wetter für andere Standorte anzeigen

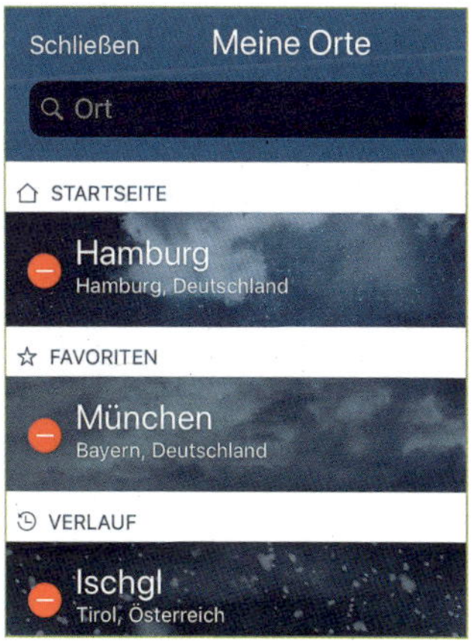

Wenn Sie oben auf das *Lupen*-Symbol tippen, können Sie sich zudem über das Wetter weiterer Orte informieren. Möchten Sie den Standort der Überblicksseite ändern, tippen Sie in der Suchansicht auf *Bearbeiten*. Tippen Sie anschließend auf das *Haus*-Symbol des gewünschten Orts. Hier können Sie Orte auch als *Favoriten* speichern (*Stern*-Symbol).
Auch mehrere Widgets für die Startbildschirm Ihres Smartphones oder Tablets stehen zur Verfügung. Diese fallen aber relativ unterschiedlich aus – je nachdem, ob Sie Android oder iOS nutzen.

Alternative

→ Wetter & Uhr Widget

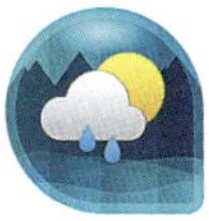

Für Android ist insbesondere das Wetter & Uhr Widget zu empfehlen. Die Oberfläche der App ist schlicht, aber dafür gibt es eine Fülle an Widgets. Diese können Sie teilweise umfangreich anpassen – und sogar bestimmte Elemente des Widgets (wie z. B. die angezeigte Uhrzeit) mit Ihrer Wecker-App verknüpfen. Somit können Sie mit nur einem Widget nicht nur die Wetter-App, sondern auch den Wecker oder den Kalender öffnen. Das Beste: Sie müssen keinen Ort festlegen, die App sucht auf Wunsch automatisch nach dem aktuellen Standort. Also ideal für Vielreisende! (Android)

Einfach fit und gesund

Das Smartphone oder Tablet als Coach, Ernährungsberater oder Empfehlungshilfe, wenn es um den Körper geht – das ist mit den passenden Apps leicht gemacht. Wir stellen Ihnen praktische Fitness-Apps vor und empfehlen Anwendungen, die Ihnen dabei helfen, besser abzuschalten.

Gesünder leben mit Apps

Was früher der Walkman war, übernimmt heute das Smartphone: Musik hören beim Joggen und Walken. Aber heutige Smartphones können mehr: Mithilfe von Fitnessarmband oder Smartwatch können Sie Ihre Schritte, Distanz und Rekordzeiten genau aufzeichnen und auswerten.

Apps für gute Vorsätze

Möchte man auf die Taille achten, nervt vor allem das lästige Kalorienzählen. Dabei kann eine App wie der Yazio Kalorienzähler weiterhelfen. Hiermit können Sie genau protokollieren, was Sie an einem Tag gegessen haben.
Ständig neue News, Posts, Tweets und Updates – ab und zu ist einfach eine Pause von der digitalen Welt notwendig. Aber selbst in solchen Situationen helfen Apps, etwa Digital Detox.

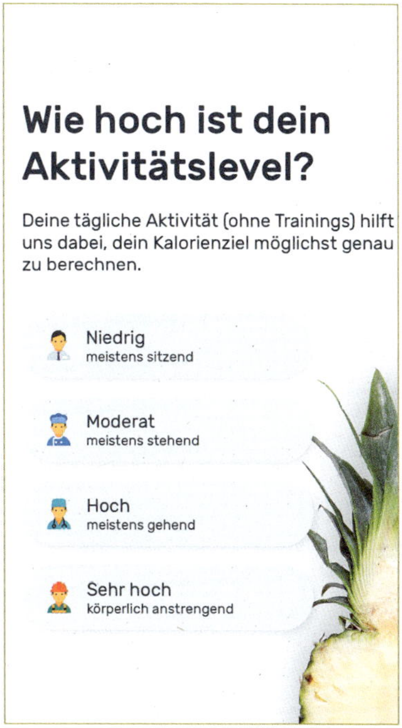
Wie hoch ist dein Aktivitätslevel?
Deine tägliche Aktivität (ohne Trainings) hilft uns dabei, dein Kalorienziel möglichst genau zu berechnen.
Niedrig
meistens sitzend
Moderat
meistens stehend
Hoch
meistens gehend
Sehr hoch
körperlich anstrengend

Familienplanung per App

Gesundheit hat aber nicht immer nur mir Bewegung und Ernährung zu tun. Apps können durchaus auch dabei helfen, den Körper besser zu verstehen. Beispielsweise können Sie mit den Anwendungen wie MyNFP Mobile oder Lady Cycle feststellen, an welchen Tagen die Chance einer Schwangerschaft am höchsten ist.

Yazio Kalorienzähler: Genau zählen, was man isst

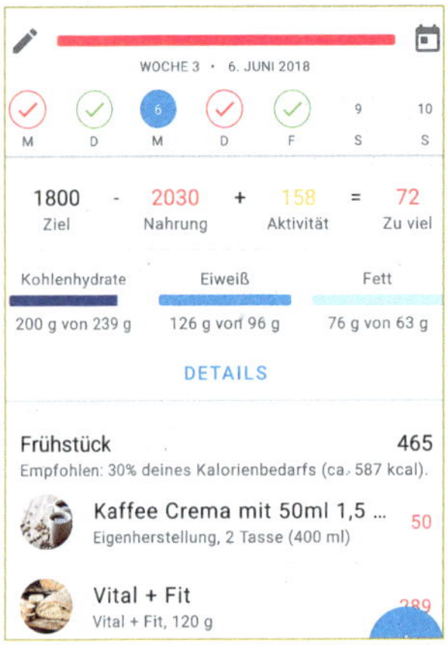

Mit der App Yazio können Sie genau protokollieren, was Sie an einem Tag gegessen haben. Für die Nutzung der App ist ein kostenloser Account notwendig. Die kostenpflichtige Pro-Version brächte Werbefreiheit, eigene Ernährungspläne, mehr Rezepte, die Verbindung zu Fitnessarmbändern sowie einen digitalen Ernährungscoach. Nützlich ist die App aber auch ohne Pro-Version.

iPhone-Nutzer können Yazio zudem mit der bereits vorinstallierten Apple-Anwendung Health zu koppeln. Das sollten Sie aber nur tun, wenn Sie Health auch wirklich benötigen und verwenden.

Die genaue Kalorienzahl berechnen lassen

Stellen Sie Ihr Gewicht ein, wie viel Sport Sie treiben und ob sie abnehmen oder Ihr Gewicht halten wollen. Die App errechnet, wie viele Kalorien und Co. Sie pro Tag maximal zu sich nehmen sollten. Alle Eingaben können Sie später unter *Profil* (iOS) bzw. *Ich* (Android) *> Einstellungen > Benutzer* ändern. Oben wird die aktuelle Woche angezeigt, der aktuelle Tag ist markiert. Über den *Kalender* oben rechts können Sie in andere Wochen und Tage springen.

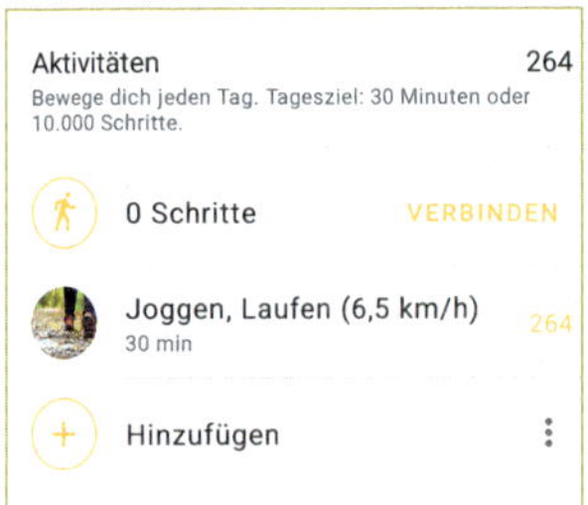

Unterhalb der Tagesauswahl sehen Sie, wie viele Kalorien Sie pro Tag zu sich nehmen dürfen und wie Ihr aktueller Stand im Vergleich ist. Weiter unten ist der Tag in *Frühstück*, *Mittagessen*, *Abendessen* und *Snacks* unterteilt. Tippen Sie dort auf *Hinzufügen* (rotes *Plus*-Symbol) bzw. ganz unten auf das *Plus*-Icon, dann können Sie Mahlzeiten oder Lebensmittel zu der entsprechenden Tageszeit hinzufügen.

Eigene Speisen einfach selber anlegen

Über das *Barcode*-Icon rechts können Sie ein Produkt auch einscannen und hinzufügen. Auch Aktivitäten lassen sich so zu dem Tagesprotokoll hinzufügen.

Zu Anfang ist das Abwiegen und Eintragen von Lebensmitteln aufwendig – aber mit der Zeit wissen Sie, wie viele Kalorien Ihre liebste Kaffeekreation oder eine Scheibe Emmentaler hat.

Bei der Lebensmittel-Liste können Sie über das *Plus*-Icon oben rechts auch eigene Einträge vornehmen. Ihren persönlichen Müsli-Mix müssen Sie dann nicht immer von neuem zusammenstellen.

Liebste Produkte können Sie als Favoriten abspeichern, wenn Sie jeweils das Stern-Symbol antippen. Die Favoriten finden Sie in der Liste, beim Reiter *Lebensmittel*.

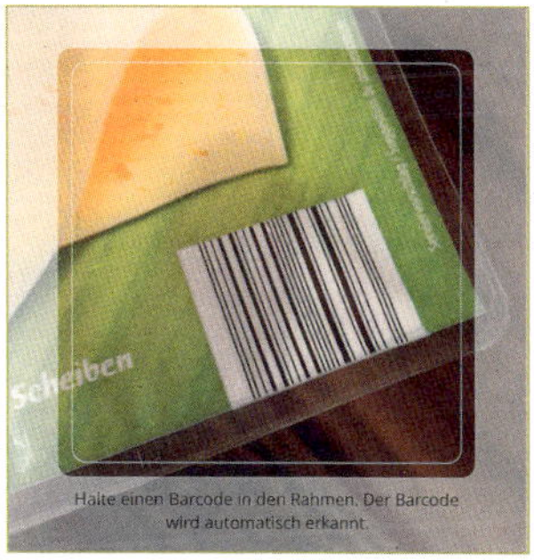
Scheiben
Halte einen Barcode in den Rahmen. Der Barcode wird automatisch erkannt.

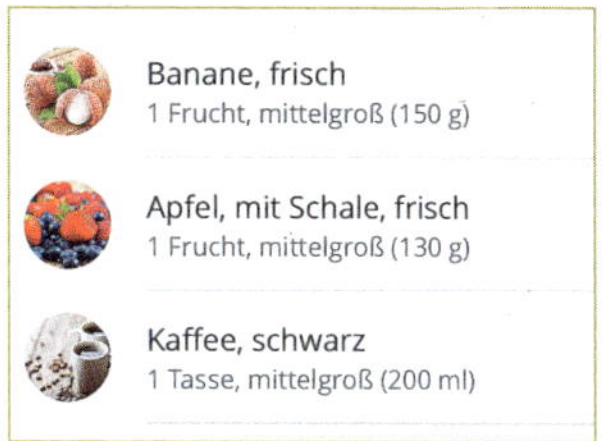
Banane, frisch
1 Frucht, mittelgroß (150 g)
Apfel, mit Schale, frisch
1 Frucht, mittelgroß (130 g)
Kaffee, schwarz
1 Tasse, mittelgroß (200 ml)

Alternativen

→ Lifesum

Die App Lifesum bietet mehrere Ernährungsmethoden an – von Low Carb bis zu High Protein. Sie hilft Ihnen dabei, zu testen, welche Methode Ihnen am besten liegt und unterstützt Sie in Form eines digitalen Coaches. Auch finden Sie hier Rezepte sowie einen Kalorienzähler inkl. Barcode.
(Android / iOS)

→ Weight Watchers

Auch beim Abnehm-Klassiker finden Sie ein digitales Lebensmittel- und Fitness-Tagebuch und eine Barcode-Scanner-Funktion. Für die reine digitale Nutzung beträgt die Anmeldegebühr rund 30 Euro, die Monatsgebühr etwa 19 Euro. Je nach Laufzeit bekommen Sie jedoch die Anmeldegebühr oder aber einen einzelnen Monat geschenkt. (Android / iOS)

Seven: Sieben Minuten Fitness für jeden Tag

Zu faul für Yoga? Keine Zeit fürs Fitness-Studio? Zu regnerisch fürs Joggen? Dieser Problematik widmet sich die App Seven. Sie bietet schnelle Trainings, die innerhalb von sieben Minuten erledigt sind.

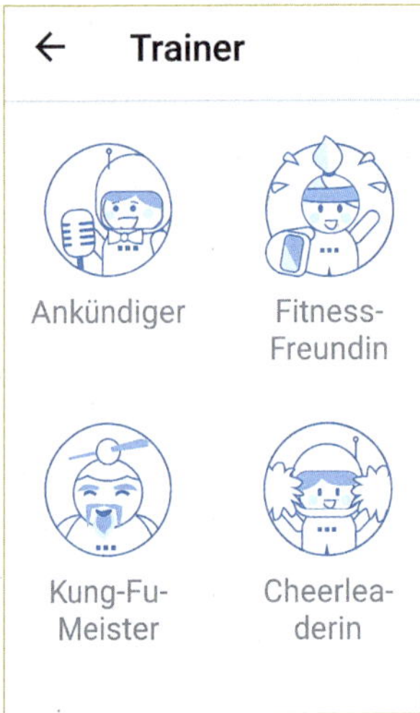

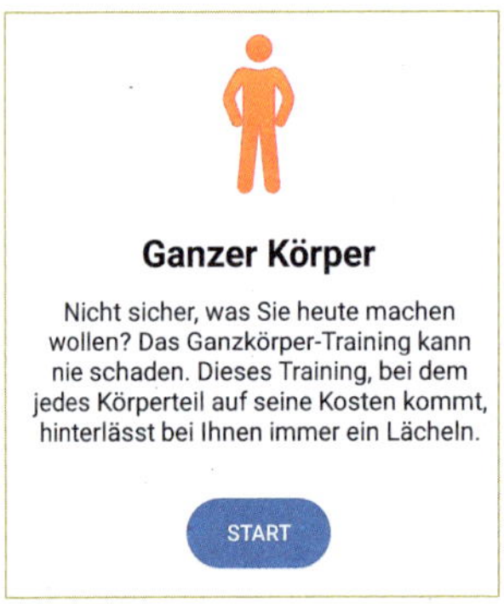

Lassen Sie sich anspornen – in Ihrem Tempo

Wer trainieren will, obwohl er weder Zeit noch Geräte oder schönes Wetter hat, braucht einen Coach. Genau das bietet die App: tägliche Erinnerungen, Animationen, die die Übungen vormachen und ein virtueller Coach, der Sie anspornt.
Vorinstalliert ist ein „Ankündiger", der jede Übung schlicht ansagt. Aber auch andere Coaches lassen sich kostenlos herunterladen – auf Wunsch sogar ein Drill Sergeant, der einen richtiggehend anbrüllt.

Viele Funktionen nur im Bezahl-Modell

Android-Nutzer erhalten beim ersten Start eine kleine Einführung und können sich einen Wochenplan anlegen. Das ist aber eher Werbung für die Abo-Variante „7 Club". Es kostet Sie rund 10 Euro im Monat oder 80 Euro im Jahr. Dafür bietet das Abo dann die Tipps eines Personal Trainers, viel mehr Übungen und tägliche Challenges.

Funktionsumfang der Gratisvariante

Verwenden Sie die App kostenlos, steht Ihnen zwar nur das Basistraining *Ganzer Körper* mit zwölf Unterübungen zur Verfügung. Täglich werden aber unter dem Reiter *Entdecken* weitere Trainings gratis angeboten.

Die kostenlose App hat es dennoch in sich: Immerhin bietet das Sieben-Minuten-Training *Ganzer Körper* alle wichtigsten Übungen, um den Körper fit zu bekommen. Für die allgemeine Fitness reicht das völlig. Wer mehr will und einzelne Körperstellen trainieren möchte, kann das kostenpflichtige Abo eine Woche gratis testen.

Sieben Minuten schwitzen!

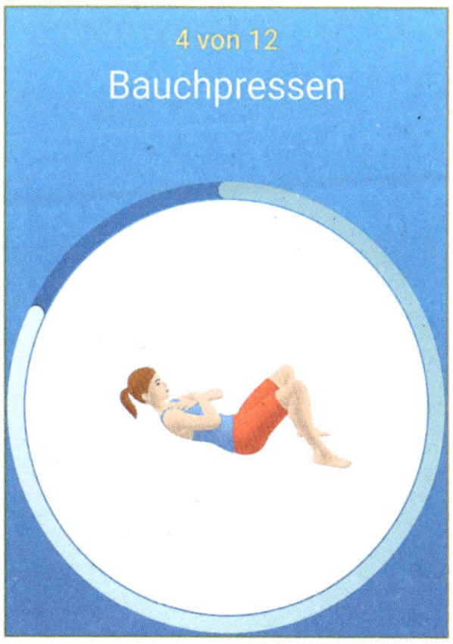

Starten Sie das Training *Ganzer Körper*, zeigt Ihnen die App mithilfe von Animationen, wie Sie die einzelnen zwölf Übungen – Planken, Bauchpressen, Kniebeugen, Trizeps-Dips und mehr – durchführen müssen.
Jede Übung nimmt 30 Sekunden Zeit ein, unterbrochen durch zehnsekündige Pausen. Außerhalb der Trainingsphase können Sie im Detail einsehen, worauf Sie bei jeder Übung achten müssen.
Tippen Sie oben rechts auf *Einrichtung* (Drei-Regler-Symbol), um die Durchläufe oder Intervalle anpassen – und natürlich, um Coach-Stimme zu ändern.

Alternativen

→ Nike Training Club

NTC

Über 185 Workouts und das kostenlos – das bietet die App Nike Training Club. Hier finden Sie neben Kurztrainings für alle, die keine Zeit haben, auch Fitness-Übungen für alle Leistungsstufen. Vom Po-Training bis zum Boxtraining werden Sie hier fündig. (Android / iOS)

→ Asana Rebel

Einen guten Einstieg in die Welt des Yogas bietet die App Asana Rebel. Im vollem Umfang ist ein kostenpflichtiges Abo notwendig, aber in der kostenlosen Fassung stehen Ihnen fünf unterschiedliche Trainingsprogramme zur Verfügung. (Android / iOS)

Runtastic: Ihre Erfolge beim Sport messen

Fitness-Armbänder und Smartwatches helfen, die sportliche Leistung zu messen. Aber nur per App können Sie diese auch dokumentieren und sinnvoll auswerten. Dabei hilft die App Runtastic.

Persönliches Profil einrichten

Runtastic benötigt ein kostenloses Nutzerkonto. Dafür können Sie sich direkt *Registrieren* oder aber (weniger empfehlenswert) über Ihr Google- oder Facebook-Konto anmelden.
Zu Anfang müssen Sie zur Erstellung Ihres Leistungsprofils ein paar Daten wie Gewicht und Größe eingeben und können optional ein Fitnessarmband oder dergleichen mit der App koppeln.
Für die Nutzung der App müssen Sie den Datenschutzbestimmungen und dergleichen zustimmen. Die Berechtigung für den *Standort* sollten Sie geben, die Option *Angebote, die zu deinen Aktivitäten passen* aber ist nicht notwendig.

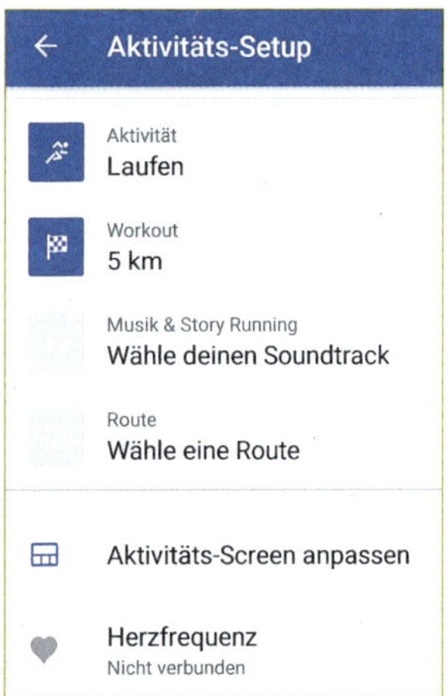

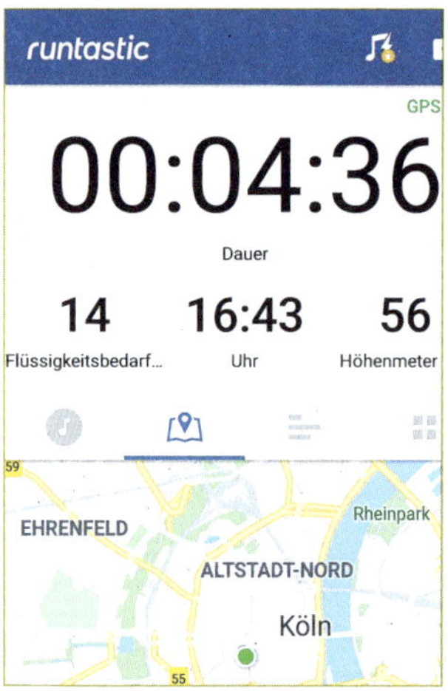

Ihre Messdaten

Die Startseite der App ist die Seite *Aktivität*. Tippen Sie rechts auf *Aktivitäts-Setup* (Zahnrad-Button), können Sie Ihre Sportart genau festlegen. Unter *Workout* definieren Sie, ob Sie eine bestimmte Zeit aktiv sein oder eine bestimmte Distanz schaffen wollen. Weitere Ziele sind nur für Premium-Mitglie-

der möglich. Unter *Aktivitäts-Screen anpassen* können Sie genau einstellen, welche Daten auf der Seite Aktivität angezeigt werden sollen. Standard sind hier die Dauer sowie in klein die gelaufene Distanz, die verbrannten Kalorien und der Durchschnittswert, wie lange Sie für einen Kilometer Strecke benötigen.
Im *Aktivitäts-Setup* lässt sich zudem ein *Sprachcoach* aktivieren, der Ihnen regelmäßig Ihre Fortschritte mitteilt.

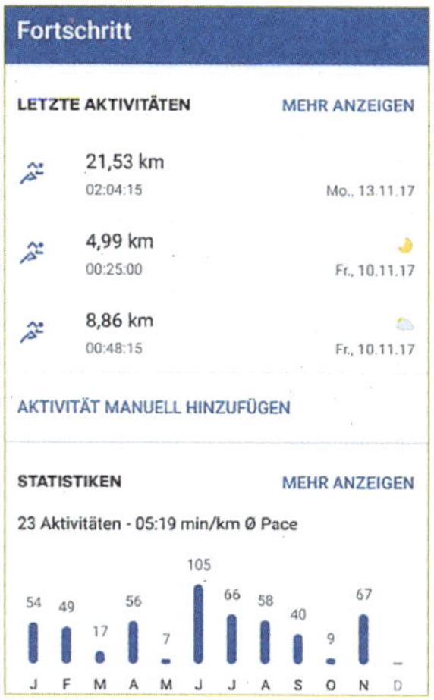

Alle Aktivitäten protokollieren und analysieren

Per *Start* beginnt die Aufzeichnung Ihrer Aktivität. Sie können nun noch zu Ihrer Musik wechseln oder (beim Joggen) zu einer Karte. Im Anschluss wertet die App Ihre Leistung aus.
Alle Aktivitäten sind unter *Fortschritt* zu finden. Über *Profil > Einstellungen* (Zahnrad oben rechts) *> Privatsphäre* können Sie genau einstellen, welche Ihrer Fitnesserfolge die gesamte Runtastic-Community, Ihre Freunde oder nur Sie selbst sehen dürfen.

Alternativen

→ Laufrechner

Eine umfangreiche App zur Auswertungen von Trainingsdaten bietet der Laufrechner. Möchten Sie einige der Parameter individualisieren, ist ein Upgrade für etwas über 2 Euro notwendig. (Android)

→ Sweatcoin

Ein Schrittzähler der außergewöhnlichen Art ist Sweatcoin. Mit jedem Schritt, den Sie hier machen, generieren Sie eine virtuelle Währung gleichen Namens. Mit dem (in sehr kleinen Schritten) „verdienten" Geld lassen sich Prämien auszahlen sowie auch gemeinnützige Spenden tätigen. (Android / iOS)

MyNFP Mobile: Fruchtbare Tage per Zyklus-App erkennen

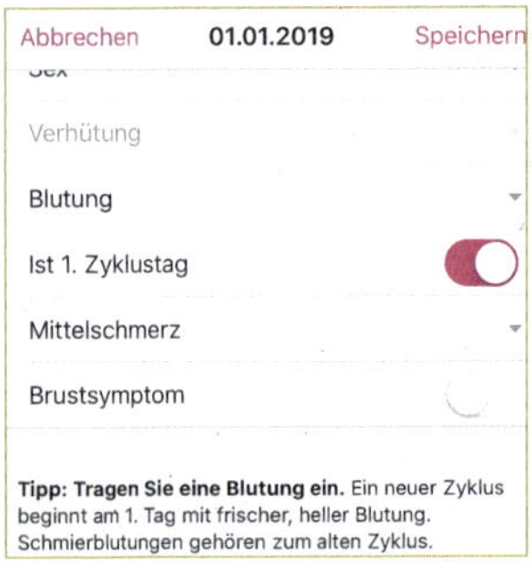

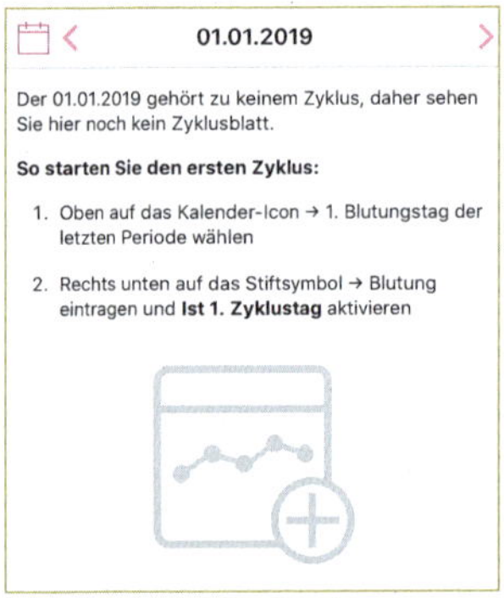

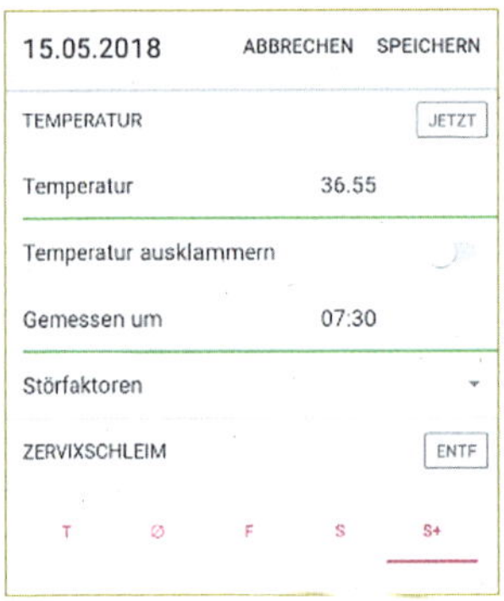

Apps können Ihnen dabei helfen, Ihren Zyklusverlauf zu dokumentieren und dadurch Ihre fruchtbaren Tage zu ermitteln. Dabei betonen die Entwickler deutlich, dass die App keine Verhütungsmittel ersetzt. Bei einer Untersuchung von 23 Zyklus-Apps waren für die Tester nur diejenigen überzeugend, die nach der NFP-Methode arbeiteten (test 12/2017). Einer der Testsieger ist MyNFP. Die App kann 30 Tage kostenlos probiert werden, ohne dass sich das Abo automatisch verlängert. Danach kostet die App rund 10 Euro für drei Monate bzw. 30 Euro für ein Jahr.

Eisprung nach der symptothermalen Methode

Die wissenschaftlichen Basis, auf der die App beruht, ist die sogenannte symptothermale Methode. Diese wurde von der Arbeitsgruppe für Natürliche Familienplanung (kurz NFP) entwickelt.

Grundlage ist die Tatsache, dass eine Eizelle nur 12 bis 18 Stunden nach dem Eisprung befruchtet werden kann. Den genauen Zeitpunkt für den Eisprung kann man nicht so einfach messen oder errechnen. Doch er lässt sich anhand von Symptomen und der Körpertemperatur ableiten (daher der Begriff „symptothermale Methode“).

Die drei wichtigsten Symptome sind die Körpertemperatur sowie die Beschaffenheit von Gebärmutterhals und Zervixschleim. Letzterer wird im Gebährmutterhals gebildet und verändert sich während eines Zyklusverlaufs.

Um den Eisprung herum ist der Zervixschleim flüssig und klar. Die Körpertemperatur steigt kurz vor und nach dem Eisprung leicht an. Anhand dieser Werte lässt sich der passende Zeitpunkt finden, schwanger zu werden, sogar bei unregelmäßigen Zyklen.
Am Anfang sind die Beobachtungen und Eintragungen in der App aufwendig, aber mit der Zeit soll der Aufwand abnehmen. Wichtig ist, dass Sie bei der symptothermalen Methode nicht hormonell verhüten – das wirkt sich verzerrend auf die Beobachtungen aus.

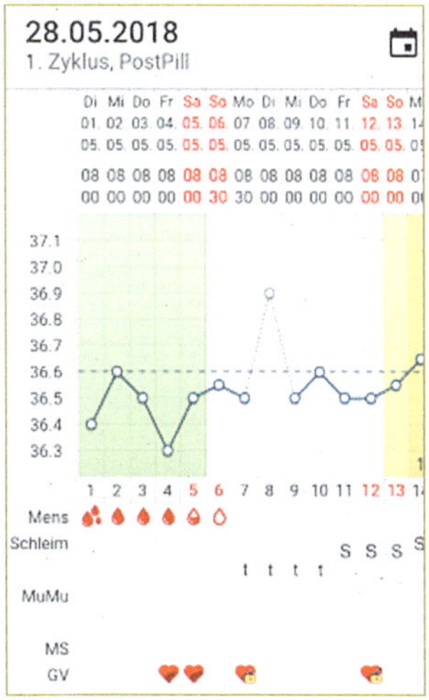

Zyklusblatt schnell angelegt

Wenn Sie die App starten, müssen Sie sich als erstes registrieren. Um ein Zyklusblatt in Form eines Monatskalender anzulegen, muss ein erster Wert eingetragen werden: der erste Blutungstag der letzten Periode. Hierzu wählen Sie oben links den passenden Tag, tippen dann unten rechts das Notiz-Icon an und aktivieren ganz unten *Ist 1. Zyklustag*. Dann oben rechts auf *Speichern* tippen, um das Zyklusblatt anzulegen. Hier tragen Sie dann jeden Tag die Werte für morgendliche Körpertemperatur und Beschaffenheit des Zervixschleims ein. Wie Sie diesen beurteilen, wird auf der Webseite der App www.mynfp.de ausführlich erläutert. Die App kann nicht zaubern – aber Sie bei Ihrem Kinderwunsch ein wenig unterstützen.

Alternative

→ Lady Cycle

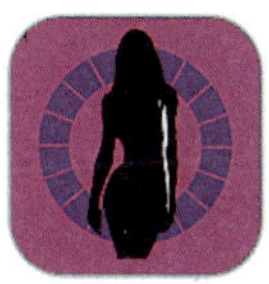

Eine empfehlenswerte Alternative ist die App Lady Cycle, die in der Untersuchung gleichauf lag (test 12/2017). Der Vorteil hier ist, dass die Daten ausschließlich offline auf dem Gerät gespeichert werden. Die App ist kostenlos, es gibt aktuell aber nur eine Android-Version. Eine iOS-App soll folgen. (Android)

App Off Timer: Digital Detox von zu oft verwendeten Apps

App-Benachrichtigungen, E-Mails und Spiele können ganz schön stressen. Sie brauchen eine Pause? Digital Detox ist das Zauberwort, das bewusste „Entgiften“ bezüglich allem, was mit digitalen Medien zu tun hat. Es gibt Apps, die Sie genau dabei unterstützen.

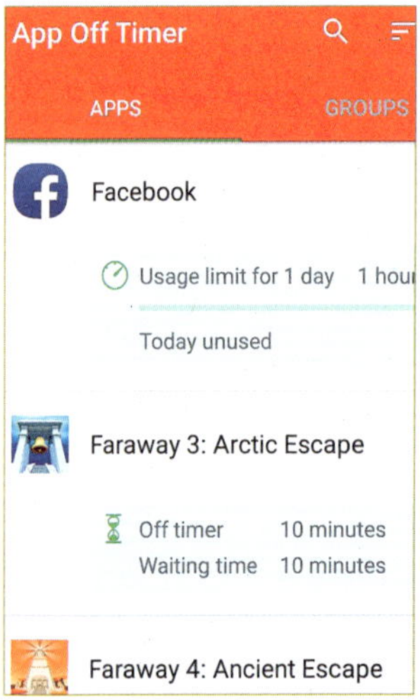

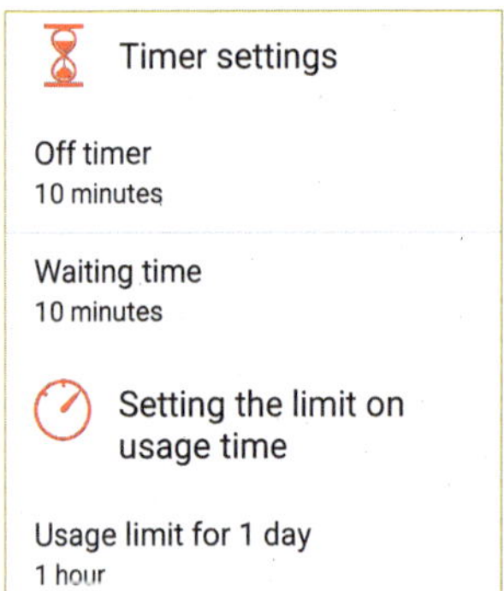

Zwangspausen, Tageslimits oder Sperrzeiten

Für Android-Smartphones listet etwa App Off Timer alle Anwendungen auf (für iPhones: siehe unten). So können Sie gezielt einstellen, welche App Sie begrenzen wollen. Tippen Sie auf eine App für drei Optionen der Limitierung – einzeln oder in Kombination:

- **Timer settings:** Haben Sie etwa zehn Minuten eine App verwendet (*Off timer*), müssen Sie zehn Minuten warten (*Waiting timer*), bis Sie sie wieder nutzen können. Die genauen Fristen können Sie selbst wählen.
- **Settings the limit on usage time:** Hier limitieren Sie die Nutzung einer App pro Tag. Ist die Frist verstrichen, müssen Sie auf den nächsten Tag warten.
- **Setting the time period limit:** Legen Sie hier Zeiträume fest, wo die App grundsätzlich tabu ist. Beispielsweise während der Arbeit oder beim gemeinsamen Abendessen.

Unter *Menü* (drei Punkte) *> Setting* können Sie die Grundeinstellungen zu den ersten zwei Optionen vornehmen. Die Optionen lassen sich auch kombiniert nutzen.

In der Hauptansicht können Sie über den Reiter *Groups* mehrere Apps bündeln, um z. B. allen Spielapps eine gemeinsame Frist von zwei Stunden zu geben.

App-Sperre in Aktion

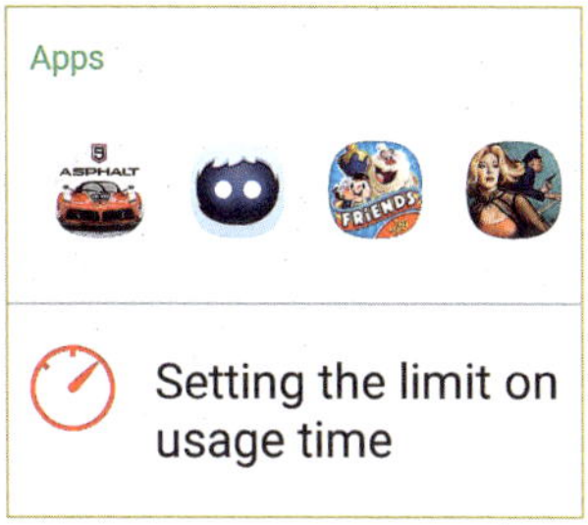

Ist eine der Optionen von App Off Timer aktiv, erscheint eine entsprechende Benachrichtigung auf Ihrem Smartphone.

Nutzen Sie eine App limitiert, läuft in der Benachrichtigung ein entsprechender Timer. Sobald eine Sperre aktiv ist, wird die App mit einem Hinweis-Banner überlagert.

Natürlich lässt sich die Sperre auch umgehen: Öffnen Sie dazu den App Off Timer und schalten Sie die Limitierung aus.

Möchten Sie die Smartphone-Nutzung Ihres Kindes oder Enkels eingrenzen, können Sie unter *Menü > Setting > Password setting* ein Passwort einrichten, das Sie bei jeder Nutzung der App eingeben müssen.

Alternativen

→ Offtime

Einfach mal auf Knopfdruck das Smartphone oder Tablet pausieren – das macht Offtime. Auch können Sie diese Zwangspause nach Zeitplan einstellen. Die App ist für iOS unter dem Namen (OFFTIME) Light und für Android als OFFTIME – Ablenkungsfrei verfügbar. Bei der letzteren Version können Sie für die Zwangspause auch spezielle Profile einstellen, die z. B. bestimmte Apps, Anrufe oder Nachrichten erlauben.
(Android / iOS)

→ Digital Wellbeing

Ab Android 9 (Pie) können Android-Nutzer auf eine App zurückgreifen, die Google selbst zur Beschränkung von Apps und Benachrichtigungen entwickelt hat. Je nach Hersteller ist die App Digital Wellbeing sogar auf Ihrem Gerät vorinstalliert. Hier können Sie die Nutzung von Apps beobachten und Ihr Smartphone oder Tablet entsprechend regulieren. (Android)

Gut orientiert unterwegs

Carsharing, Flüge checken, Restaurants suchen: Hier geht's voll und in ganz um Urlaub und Reisen. Lernen Sie Apps kennen, die Ihnen dabei das Leben leichter machen oder Sie gar neue Gegenden entdecken lassen – egal, ob im In- oder Ausland.

Allwissend auf Reisen

Packt Sie das Fernweh? Per Flightradar24 sehen Sie, welche Flugzeuge gerade über Ihnen wohin fliegen. Einmal für ein Reiseziel entschieden, haben Sie mit Booking.com und Expedia direkt die passenden Hotelbuchungs-Portale parat. Dank der Apps benötigen Sie nicht einmal mehr die ausgedruckte Buchungsbestätigung, denn alle Infos sind direkt in den Apps zu finden. Vor Ort hilft Ihnen die App von TripAdvisor, passende Aktivitäten oder Restaurants zu finden.

Das eigene Auto in der fremden Stadt

Ob London oder Lissabon, Mailand oder Montreal – eine moderne Alternative zum eigenen Auto und deutlich flexibler als ein Mietwagen ist Carsharing.

Mit den Apps DriveNow und car2go finden Sie in vielen Städten Europas und weltweit ein „eigenes" Auto an jeder Straßenecke, können es minutengenau mieten und an jeder anderen Straßenecke wieder abstellen.

Und wenn es doch die eigenen vier Räder sein sollen, lesen Sie in diesem Kapitel auch von genialen Apps, mit denen Sie Ihr Auto im Parkplatzchaos wiederfinden und die Ihnen die günstigste Tankstelle in der Nähe heraus suchen.

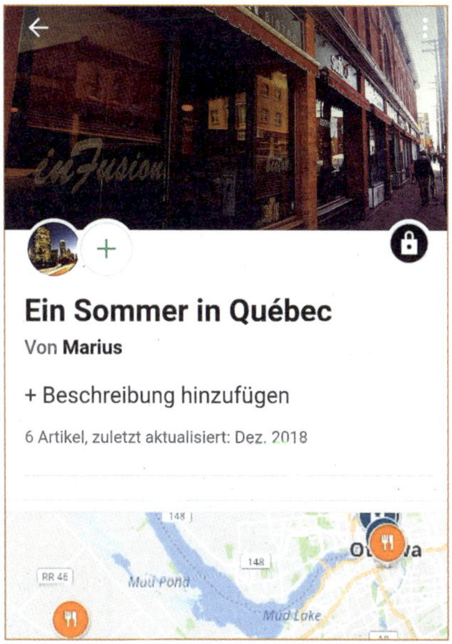

TripAdvisor: Urlaubsplaner und Reiseempfehlungen

Wenn man nur wenige Tage an einem Ort verweilt, sind gute Empfehlungen Gold wert. TripAdvisor bietet genau diesen Service. Seien es Restaurants, Tagesausflüge oder Vor-Ort-Dienstleister – die App listet dank einer regen Community alles auf, inklusive Bewertungen. So fühlen Sie sich wie ein Einheimischer.
Sie können die App ohne Nutzerkonto verwenden, doch ihren ganzen Umfang entfaltet TripAdvisor erst mit Account.

Das beste Restaurant suchen …

Wählen Sie am Anfang einen gewünschten Ort. Nun finden Sie Empfehlungen, Tipps und Fotos von Experten, aber auch Freuden, sofern Sie sich über die Community von TripAdvisor mit anderen verbinden.
Ähnlich sieht es auch aus, wenn Sie die Übersichtsseiten für die *Restaurants* oder *Aktivitäten* aufrufen.

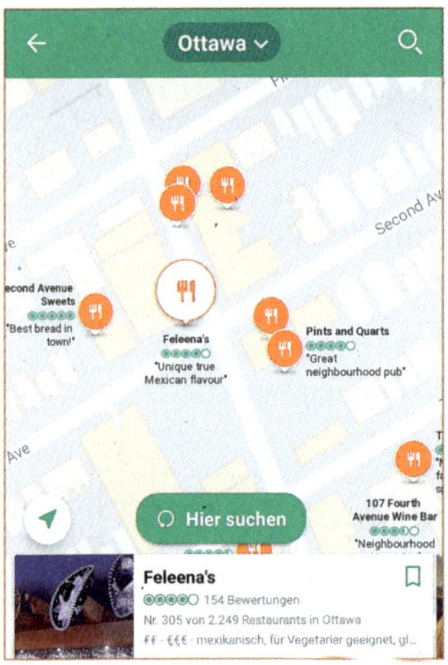

Über Listen können Sie detailliert filtern und sortieren, etwa nach indischen Restaurants oder nach bestimmten Preisklassen oder Mindestbewertungen.
Möchten Sie die Restaurant- bzw. Aktivitätsvorschläge nicht als Liste, sondern als *Karte* visualisieren, ist das mit einem Fingertipp getan. Das ist praktisch, um genau zu sehen, was es in der nahen Umgebung gibt.

… und gleich einen Tisch reservieren

TripAdvisor ist mit Diensten wie *Lieferando* oder *Bookatable* gekoppelt. Sie können also bei manchen Restaurants direkt aus der App heraus etwas bestellen bzw. dort reservieren. Aber auch Flüge oder Hotels lassen sich mit der App buchen.

Den nächsten Urlaub planen

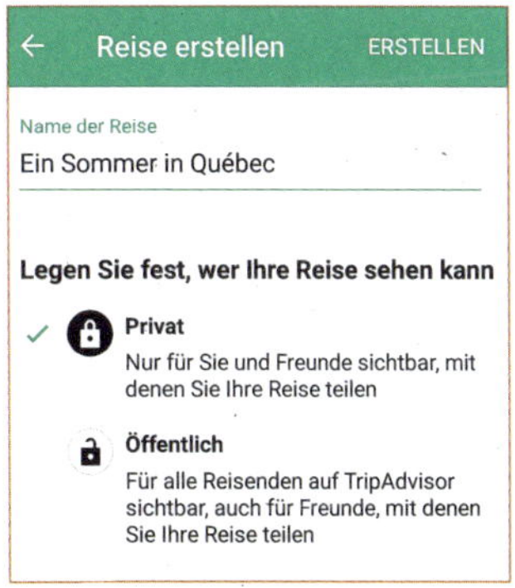

Hilfreich ist TripAdvisor auch, um damit den kommenden Urlaub zusammenzustellen. Dafür benötigen Sie zwingend ein (kostenloses) Nutzerkonto.

Tippen Sie unten auf *Reisen > Loslegen*, und benennen Sie Ihre geplante Reise. Wählen Sie die öffentliche Ansicht Ihrer Sammlung nur, wenn Sie definitiv möchten, dass alle anderen TripAdvisor-Nutzer über den Dienst Einblick in Ihre Planungen haben. Planen Sie hingegen eher für sich privat, sollten Sie Ihre TripAdvisor-Reise unbedingt unveröffentlicht lassen.

Wenn Sie nun in TripAdvisor nach Hotels, Aktivitäten, Flügen, Restaurants oder besonderen Orten suchen, können Sie diese jeweils in Ihre Reiseplanung hinzufügen: Einfach oben rechts auf das Lesezeichen-Symbol tippen. Haben Sie mehrere Reisen angelegt, wählen Sie eine davon aus, bevor Sie einen Ort hinzufügen.

So sammeln Sie nach und nach alle Daten zu Ihren Trips. Unten über *Reise* können Sie Ihre Planung begutachten und bearbeiten.

Alternativen

→ Travelzoo

Travelzoo ist spezialisiert auf Schnäppchen für Reisen und Aktivitäten. Jede Woche erhalten Sie die besten 20 Reise- und Freizeitangebote, die Sie auch direkt über die App buchen können. (Android / iOS)

→ Google Maps

Auch Googles Karten-App kann mehr als navigieren. Sie können Ihre Umgebung erkunden nach Restaurants, Cafés und mehr, für diese Orte die besten Besuchszeiten herausfinden und von anderen Nutzern darüber Bewertungen und Fotos sehen. (Android / iOS)

Booking.com: Hotelbuchung und -bewertung papierlos

Steht der nächste Urlaub an, sollten Sie zeitig mit den Vorbereitungen und Planungen beginnen. Gut ist, dass jeder Reiseveranstalter auf verschiedensten Buchungsplattform vertreten ist.
Deren Apps sind in der Regel weit einfacher zu nutzen als die jeweilige Website im mobilen Browser – auch haben Sie dann alle Daten zu Ihren Buchungen direkt zu Hand – und das auch noch ohne Ausdrucke. Gut klappt das etwa mit der App von Booking.com.

Erste Hotelsuchen auch ohne Nutzerkonto

Das Praktische ist: Sie müssen sich nicht einmal registrieren, wenn Sie das Angebot von Booking.com durchforsten wollen. Lediglich für *Angebote* sowie – logischerweise – für die Buchungen von Hotels und Mietwagen ist ein Nutzerkonto bei dem Anbieter für Hotelbuchungen notwendig.

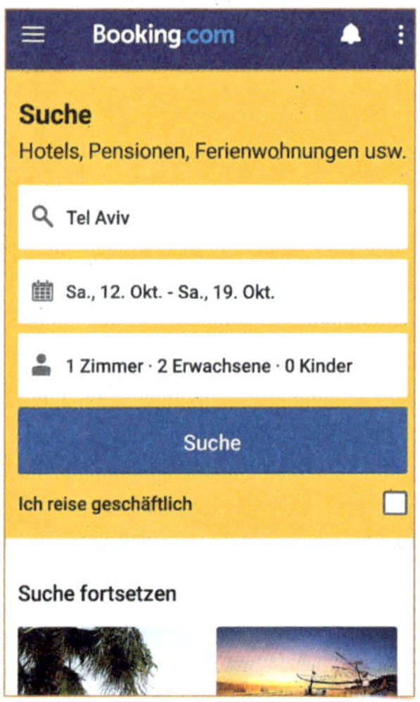

Android-Nutzer müssen bei der ersten Nutzung lediglich das Anmeldefenster oben entfernen. Nutzer der iOS-App gelangen automatisch zu der Startseite, über die Sie die *Suche* nach Hotels beginnen können.

Zahlreiche Filtermöglichkeiten

Die Suche ist denkbar einfach und benötigt nur grundlegende Daten. Weitere Feinheiten wie die Sortierung nach den bestbewerteten Hotels oder die Reduktion auf Angebote mit bestimmten Ausstattungsmerkmalen lassen sich durch die *Filter*-Funktion festlegen.
Wählen Sie eine gewünschte Unterkunft, finden Sie in den Details dazu unten einen Button, über den Sie alle Optionen bzw. Zimmer angezeigt bekommen. Mit nur wenigen Fingertipps lassen sie sich buchen.

Ein weiteres Highlight: Die *Reiseberichte* (erreichbar über das *Menü*) helfen Ihnen bei der Suche nach tollen Urlaubsorten.

Favoriten je nach Urlaubsziel sammeln

Praktisch ist die Listen-Funktion: Tippen Sie oben rechts zu einem Hotel auf das symbolische *Herz*, erscheint dieses später unter *Listen*. So können Sie für jeden geplanten Reiseaufenthalt eine Liste anlegen und Ihre Favoriten sammeln, damit Sie diese später immer wieder zur Hand haben.

Haben Sie gebucht, haben Sie über Ihr Smartphone oder Tablet alle Daten zur der Buchung zur Hand. Check-in-Zeit, Kontaktdaten zu den Gastgebern und vieles mehr stehen Ihnen dann zur Verfügung. Den Beleg für Ihre Buchung benötigen Sie damit nicht mehr in Papierform. Selbstverständlich erhalten Sie bei Buchungen auch E-Mails mit allen notwendigen Infos.

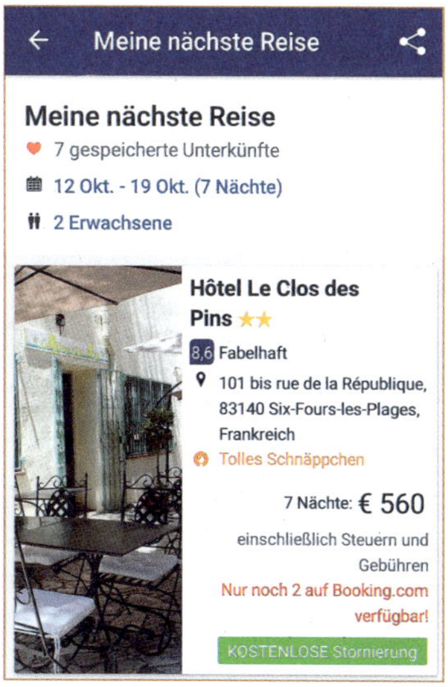

Alternativen

→ Expedia

Eine bekannte Alternative zu Booking.com bietet Expedia. Mit dieser App können Sie auch Flüge oder Aktivitäten am Urlaubsort buchen. Auch Shuttle- sowie Transferfahrten vom bzw. zum Flughafen können Sie per App ordern. (Android / iOS)

→ Airbnb

Airbnb vermittelt private und halbprivate Ferienwohnungen. So soll man einen direkteren Zugang in die jeweilige Stadt bekommen. Favoriten lassen sich sogar mit mehreren Nutzern sammeln und verwalten. Das ist vor allem für die gemeinsame Urlaubsplanung unter Freunden praktisch. (Android / iOS)

Flightradar24: Ihr persönlicher Smartphone-Tower

Wie viel Verspätung hat der Flug? Fragen dieser Art sind mit Flightradar24 passé. Aber die App kann noch viel mehr: Finden Sie heraus, welche Flieger aktuell über Ihnen in den Wolken schweben, wie die einzelnen Flugzeuge von Nahem aussehen und wohin deren Reise geht.

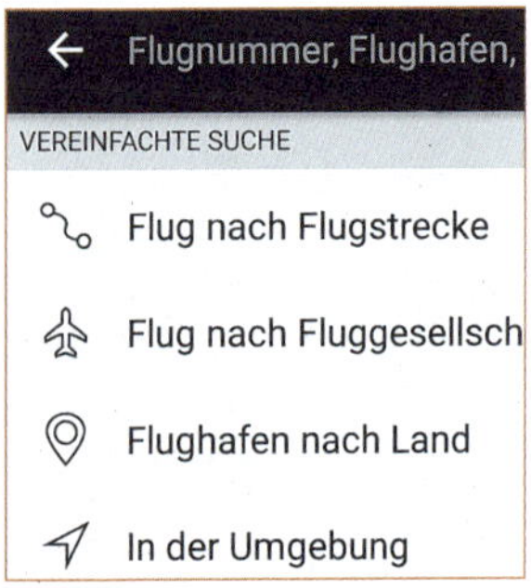

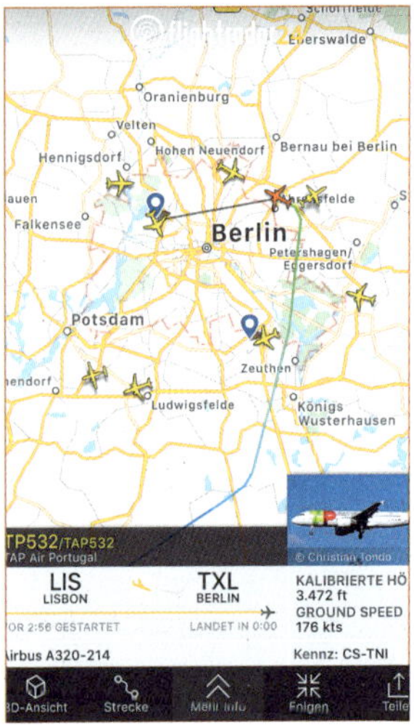

Abflug, Ankunft, Verspätungen und mehr

Bestimmte Flüge finden Sie mit Flightradar24, wenn Sie oben in App auf die *Suchleiste* tippen. Hier können Sie einfach drauf los tippen oder den gesuchten Flug auch gezielt nach Start- und Zielflughafen oder nach Airlines suchen.

Auch An- und Abfluglisten – so wie man sie groß im Terminal sehen kann – lassen sich für einzelne Flughäfen anzeigen. Selbstverständlich mit Angaben von Verspätungen und dergleichen.

Selbst mehrere Tage in die Vergangenheit lassen sich Flüge noch checken. Tippen Sie hier einen Flug an, erhalten Sie alle wichtigsten Infos. Beachten Sie, dass die Suchfunktion mit englischen Begriffen arbeitet: „Köln" erkennt die App nicht, wohl aber „Cologne".

Alle Flugzeuge auf dem Radar

Besonders spannend ist aber die Karte, die bei Start der App zu sehen ist. Hier werden alle Flüge angezeigt, die sich aktuell in Ihrer Nähe befinden – ob Boeing oder Sportflugzeug. Tippen Sie ein Flugzeug-Symbol an, erhalten Sie alle wichtigsten Infos darüber. Weitere Extras lassen sich unten auswählen:

▶ **Mehr Infos:** Hier erfahren Sie wirklich alles zum jeweiligen Flug – inklusive Flughöhe, geplante und tatsächliche Landezeiten und Flugzeugtyp. Auch Fotos vom Typ lassen sich anzeigen.

▶ **Folgen:** So folgen Sie dem Flugzeug auf der Karte.

▶ **Strecke:** Lassen Sie sich die gesamte Strecke des Flugs anzeigen, ohne die vielen anderen Flüge, die drumherum zu finden sind.

▶ **Teilen:** Senden Sie die Infos über eine Messenger-App oder per E-Mail. Den Link kann man auch ohne App öffnen, direkt im Browser. Die *Teilen*-Funktion ist praktisch, wenn Sie jemandem alle Infos über Ihren Flug geben möchten. So sind alle Fragen zum Thema Ankunft und Verspätungen geklärt.

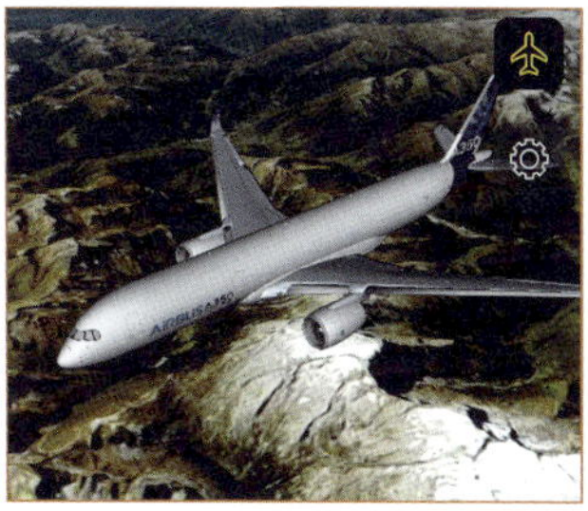

▶ **3D-Ansicht:** Sehen Sie sich das Flugzeug als Modell an, inklusive der Landschaft, über die es gerade fliegt. Per Fingergesten verändern Sie Ihren Blickwinkel. Die Funktion lässt sich einige Male gratis testen, ist danach aber für die (kostenpflichtige) Monatsabo-Version reserviert.

Flugzeuge per Augmented Reality erkennen

Raffiniert ist zudem die Augmented Reality-Funktion (zu Deutsch: erweiterte Realität). Tippen Sie oben links auf *AR*, und richten Sie Ihre Smartphonekamera auf ein Flugzeug am Himmel. Die App erkennt automatisch, um welches Flugzeug es sich handelt.

Alternative

→ Flio

Eine interessante Alternative zum Flightradar24 ist Flio. Hier stehen vor allem die Flughäfen im Fokus. Die App bietet Ihnen Flugdaten, Karten von den Terminals und eine Übersicht über Shuttlebusse, Autovermietungen und Restaurants. Sie können hiermit auch Parkplätze buchen oder Flugtickets kaufen und verwalten. Selbst der Check-in ist möglich. (Android / iOS)

DriveNow: Autos per Smartphone ausleihen

Ob Berlin, Hamburg, Köln, Düsseldorf und München oder Wien, Brüssel, Kopenhagen, San Francisco, London, Stockholm, Mailand, Helsinki und Lissabon – überall steht Ihr eigenes Auto gleich um die Ecke.

Überall spontan ausleihen – und überall abstellen

Registrieren müssen Sie sich online auf drive-now-com. Hier geben Sie Ihre persönliche Daten, Führerscheindaten und Zahlungsmittel an. Die Kundenkarte erhalten Sie dann per Post. Anschließend können Sie endlich loslegen – und hier kommt nun auch endlich die App von DriveNow zum Einsatz!

Im gesamten Geschäftsgebiet können Sie an jedem Parkplatz ein Fahrzeug ausleihen und dieses ebenso irgendwo wieder abstellen. DriveNow beginnt ab 25 Cent pro Minute, doch auch vergünstigte Stundenpakete lassen sich buchen.

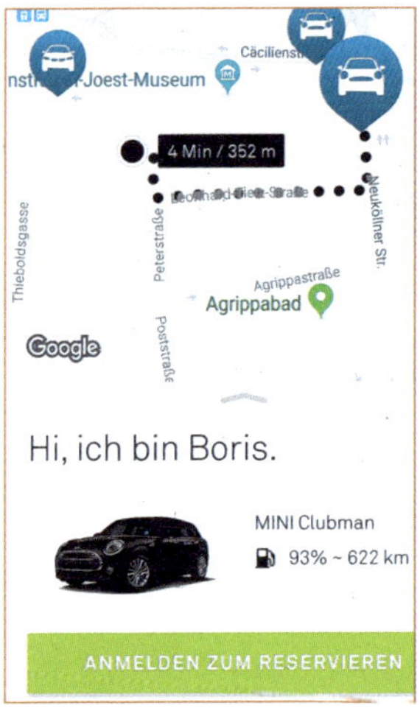

Verfügbare Autos suchen und reservieren

Mithilfe der DriveNow-App gehen Sie auf die Autosuche. Die App zeigt eine Karte Ihrer Umgebung mitsamt allen Autos, die in der Nähe sind. Tippen Sie einen Marker an, erhalten Sie unten alle grundlegenden Infos zum Modell und zum Benzin- oder Akkustand. Mit einem Fingertipp auf *Reservieren* können Sie es für 15 Minuten kostenlos zurückhalten. Der Fußweg zu dem Auto wird in der App ebenfalls angezeigt.

Wenn Sie die Kundenkarte an die grüne LED in der Windschutzscheibe halten, können Sie ein Auto auch spontan ausleihen, ohne es in der App anzuwählen und zu reservieren.

Sie benötigen keinen Autoschlüssel: Öffnen und schließen funktioniert über die App, gestartet wird der Wagen per Starttaste neben dem Lenkrad. Nach dem Aussteigen melden Sie sich wieder per App oder Kundenkarte ab.

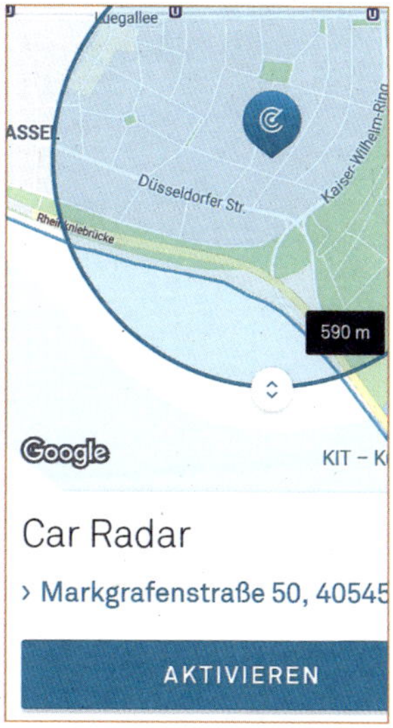

Per Car Radar verfügbar Autos finden

Sie können in der App auch gezielt nach bestimmten verfügbaren Autos suchen. Tippen Sie oben rechts auf die *Suchoptionen* (Symbol mit drei Reglern) und dann auf Filter: Nun können Sie die Autos in der Umgebung nach eigenen Wünschen eingrenzen. Das ist sinnvoll, wenn Sie z. B. nur Elektroautos fahren möchten.

Genial ist der *Car Radar*, dargestellt durch das Radar-Icon. Sind Sie unsicher, ob Sie gleich ein Auto finden werden, können Sie mit dem *Car Radar* einen Umkreis abstecken, bei dem die App Sie benachrichtigt, sobald hier ein Auto verfügbar ist.

Alternativen

→ car2go

Die etwas preisgünstigere Variante des Carsharings ist car2go. Ab 0,26 Euro/Minute können Sie hier Smart und Co. im Geschäftsgebiet ausleihen und irgendwo dort wieder abstellen. In Deutschland ist der Dienst in Berlin, Frankfurt, Hamburg, München, Stuttgart und im Rheinland verfügbar. Buchung und Autosuche funktionieren ebenfalls per App. (Android / iOS)

→ Flinkster

Das App-Icon verrät es bereits: Hinter Flinkster steht die Deutsche Bahn. Deutschlandweit sind 4 000 Fahrzeuge in über 300 Städten verfügbar. Die Autos können Sie an einer der über 1 700 Stationen entleihen und zurückgeben. (Android / iOS)

Wo ist mein Auto: So finden Sie Ihren Parkplatz wieder

Wo ist mein geparktes Auto (iPhone) bzw. Wo ist mein Auto (Android) helfen, das eigene Auto wiederzufinden, wenn auf dem riesigen Einkaufscenter- oder Messe-Parkplatz mal wieder alles gleich aussieht. Übrigens: Die App unterstützt auch Smartwatches.

Mit einem Wisch den Standort Ihres Autos merken ...

Die App funktioniert sehr einfach: Haben Sie Ihr Auto abgestellt, öffnen Sie die App und tippen unten auf das Auto-Symbol, um den Standort zu speichern. Dafür ist es natürlich notwendig, dass Sie der App zu Anfang gestattet haben, die Standortdaten zu nutzen.
Sollte ein Standort nicht ganz korrekt sein, können Sie den Marker antippen, den Finger darauf halten und den Marker an die korrekte Stelle ziehen.
Auf Wunsch können Sie zu dem Parkplatz noch eine Notiz an sich selbst schreiben oder ein Foto machen. Mit einer Alarmfunktion können Sie sich später auch an ablaufende Parktickets erinnern.
Möchten Sie auf der Rückfahrt jemanden mitnehmen, können Sie über den Menü-Button oben rechts den Standort des Parkplatzes per WhatsApp etc. teilen.

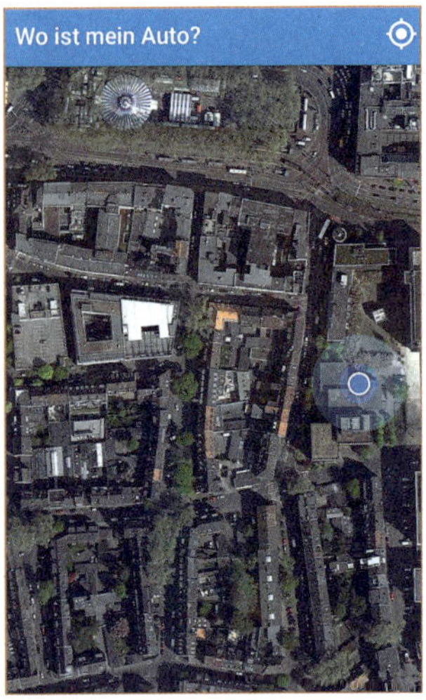

... und wiederfinden

Geht es dann zurück und auf die Suche nach Ihrem Auto, öffnen Sie einfach die App und sehen den Standort auf der Karte.
Auch Routen dorthin können Sie erfragen. Hierzu greift die App auf die Standard-Routenapp Ihres Geräts zurück – in der Regel Apple Karten oder Google Maps.

Haben Sie Ihr Auto wiedergefunden, entfernen Sie die Markierung schließlich wieder, indem Sie mittig auf das *X* tippen.

Automatische Erkennung des Parkplatz-Standorts

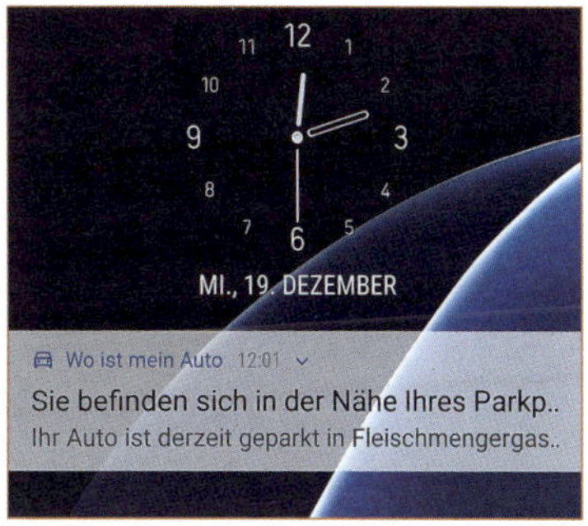

12
MI., 19. DEZEMBER
Wo ist mein Auto 12:01
Sie befinden sich in der Nähe Ihres Parkp..
Ihr Auto ist derzeit geparkt in Fleischmengergas..

Android-Nutzer haben darüber hinaus den Vorteil, dass sie per Benachrichtigung einen Hinweis erhalten, wenn sie in der Nähe des Parkplatzes sind.

Diese Funktion lässt sich aber unter *Menü > Einstellungen > Automatische Erkennung des Parkplatz-Standorts* auch ausschalten.

Alternativen

→ Find My Car Parking

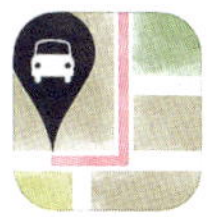

Eine Alternative zu Wo ist mein geparktes Auto bietet Ihnen die iOS-App Find My Car Parking. Hier lassen sich alle Informationen zu Ihrem Parkplatz auf einen Schlag anzeigen. Bei der Suche hilft auch ein digitaler Kompass. (iOS)

→ clever-tanken.de

Bereits seit Ende der 90er bietet clever-tanken.de Benzinpreisvergleiche – und längst natürlich auch via App. Möchten Sie sich bei der Tankstellensuche nach dem Preis orientieren, hilft Ihnen der Preisalarm per Smartphone-Benachrichtigung. Probieren Sie es aus! (Android / iOS)

→ Motor-Talk

Eine geniale Anwendung für alle Auto- und Motorradfreunde ist Motor-Talk, die App einer der größten deutschsprachigen Motor-Communitys. Hier finden Sie geballtes Wissen über Automobile aller Art, Foren, News sowie auch Tipps und Diskussionen zum Thema Tuning. (Android / iOS)

Zielsichere Navigation

Smartphones sind als Navigationsgeräte wie geschaffen. Sie sind handlich, bieten eine Menge an Funktionen und sind immer dabei. Doch geben Sie sich nicht mit Google Maps und Co. zufrieden: Lernen Sie hier tolle Apps für Autofahrer, Pendler, Wanderer, Weltenbummler und Bergsteiger kennen.

Offline durchs Gelände

Jedes Smartphone ist von Haus aus mit einer Karten- und Navigations-App ausgestattet. Doch es gibt gute Gründe, nach Apps von Drittanbietern Ausschau zu halten. Sei es, dass Apples Karten-App in manchen Regionen der Welt noch nicht perfekt ausgebaut ist oder man Google nicht noch mehr Informationen über sich via Maps preisgeben möchte.

Spezielle App für spezielle Aufgaben

Auch App-Entwickler sind Fahrradliebhaber, Bergwanderer oder Vielreisende. Deswegen gibt es in den App-Stores für diese speziellen Anforderungen auch Apps, die genau eine Sache können – und die richtig gut.

Für die Orientierung in der Stadt oder für die Navigation beim Autofahren sollten Sie einmal Here WeGo ausprobieren. Und für egelmäßige Nutzer des öffentlichen Nah- und Fernverkehrs gibt es kein Vorbeikommen am DB Navigator.

Für Outdoor-Freunde empfiehlt sich etwa die App Komoot. Dank der vielen Nutzer stehen eine Fülle an Empfehlungen für perfekte Wander- oder Radelstrecken zur Verfügung.

Und sollten Sie mal nicht wissen, wohin die Reise als Nächstes gehen soll, liefert die virtuelle Ansicht der Erde in Google Earth Inspirationen.

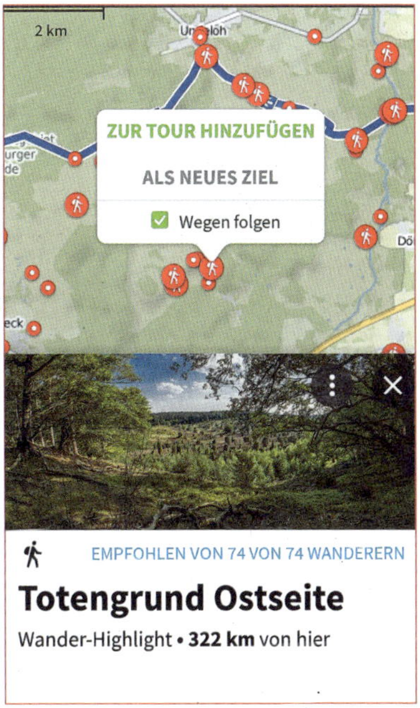

Here WeGo: Die alternative Karten- und Navigationsapp

Die App bieten mehrere Kartenebenen: Standard ist die Ebene *Karte*. Wenn Sie das Ebenen-Icon unten links (iOS) bzw. unten rechts (Android) antippen, können Sie auch *Satellit* wählen. Ebenfalls zur Auswahl: *Nahverkehr* sowie *Verkehr*, wobei letzteres erfordert, dass Daten zu Staus etc. regelmäßig aktualisiert werden, was aber automatisch geschieht.

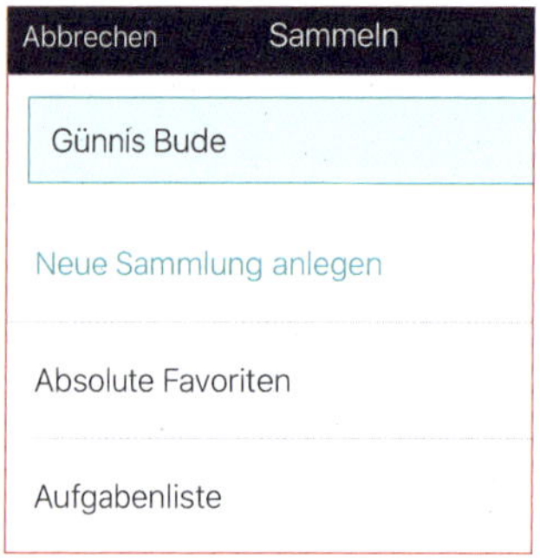

Adressen als Favoriten abspeichern

Direkt zu Anfang können Sie eine Adresse für Ihren Wohnort festlegen. Diesen Schnellzugriff in Form eines kleinen Hauses finden Sie von nun an immer oben rechts in der Kartenansicht.
Auch weitere Adressen für den Schnellzugriff lassen sich anlegen – hierfür müssen Sie sich aber kostenlos bei Here WeGo registrieren: *Menü*-Icon *> Anmelden > Weiter > Kein Konto? Registrieren*. Der Vorteil ist, dass dann diese Adressen in allen Geräten vorliegen, mit denen Sie die App nutzen.
Weitere Adressen abspeichern können Sie, wenn Sie bei einer Adresssuche oben rechts das Stern-Icon antippen. Sie können die Adresse dann einer vorgegebenen Sammlung (wie *Ihre Nachbarschaft*) oder einer neu erstellen Sammlung (z. B. *Lieblingsrestaurants*) hinzufügen.

Routen für Autofahrer, Bahnfahrer, Taxigäste und mehr

Grundsätzlich werden sämtliche schnelle Routen angezeigt – das können auch Zugverbindungen, Fußwege oder Taxirouten sein.
Über die Reiter oben können Sie die Routen nach den gewünschten Fortbewegungsmitteln filtern. Auch Taxis lassen sich hier (mit Hil-

fe Ihrer Telefon-App) ordern – die ungefähren Kosten für die Taxifahrt werden ebenfalls eingeblendet. Tippen Sie schließlich auf die passende Route, dann auf *Start*. Nun startet die Navigation.

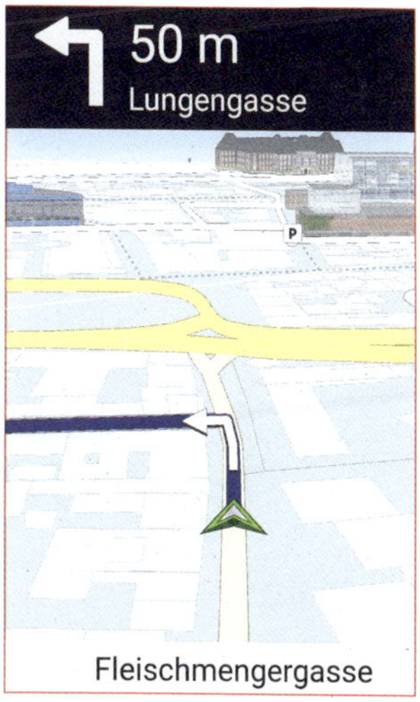

Sprachnavigation auf Deutsch einstellen

Bei der ersten Nutzung der Navigation ist die Stimme noch auf Englisch. Laden Sie sich zunächst noch die deutsche Stimme herunter: *Menü > Einstellungen > Sprachoptionen* (iOS) bzw. *Optionen für Stimmen* (Android). Wählen Sie die passende Sprache bzw. tippen Sie unten erst auf *Sprachdateien ausw.*, um die gewünschte Sprache herunterzuladen.

Karten offline nutzen

Die Karten lassen sich herunterladen und offline nutzen. Wählen Sie hierfür *Menü > Karten herunterladen*. Anhand Ihres Standorts wird direkt eine Karte vorgeschlagen.
Sie können aber auch weitere wählen, wenn Sie auf *Jetzt Karte abrufen* (iOS) bzw. *Karten herunterladen* (Android) tippen. Hier finden Sie Karten der ganzen Welt.
Je größer die Karte, desto mehr Speicherplatz wird benötigt – für ganz Europa z.B. 15 Gigabyte. Im Ausland können Sie im Menü die *App offline verwenden* und ohne weitere Gebühren navigieren.

Alternative

→ **calimoto**

Speziell für Motorradfreunde empfiehlt sich die App calimoto. Geben Sie die Zeit an, die Sie für Ihre Tour haben, und die App berechnet Ihnen Routen mit vielen kurvenreichen Landstraßen. Inkl. Offlinekarte! Ein Bundesland ist in der App umsonst, die weltweite Nutzung kostet extra. (Android / iOS)

Komoot: Offline-Karten für Wanderer und Mountainbiker

Komoot ist kostenlos nutzbar, sofern Sie sie nur für eine einzelne Region verwenden möchten. Für größere Gebiete wird die App kostenpflichtig – die weltweite Nutzung kostet rund 30 Euro.
Sie können Sie App aber erst einmal so nutzen, entscheiden müssen Sie sich erst, sobald Sie eine geplante Route offline verfügbar haben wollen.

Community entscheidet über die Strecken

Woran Sie anfänglich nicht vorbeikommen: Sie müssen sich kostenlos registrieren. Denn Komoot ist nicht nur ein Routenplaner, sondern auch eine Community. Alle Beteiligten können Streckenabschnitte als ideal begehbar bzw. mit dem Rad befahrbar beurteilen. Auch lassen sich Routen teilen und kommentieren. Die Registrierung funktioniert mit einer gültigen Mailadresse oder per Facebook-Konto.

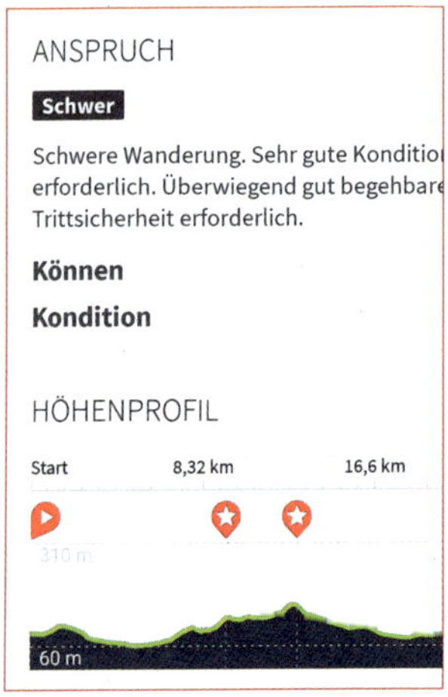

Am Anfang können Sie festlegen, ob Sie eher Wanderer, Mountainbiker oder Läufer sind. Die App wird dann entsprechend angepasst. Auf der Startseite *Entdecken* finden Sie Routen anderer sowie Empfehlungen an Routen. Alle gespeicherten Tipps und Routen finden Sie in Ihrem *Profil*.

Routen planen, auswerten, offline speichern

Die Tourenplanung ist das Herzstück der App. Die Grundeinstellungen nehmen Sie vor, wenn Sie in der Karte oben den grünen Balken nach unten ziehen.
Hier können Sie festlegen, ob es sich z. B. um eine Radtour oder eine Wanderung handeln soll und wie fit Sie für die Tour sind.

Dann werden auf der Karte Stellen angezeigt, die für die gewünschte Region passend sind. Tippen Sie einen dieser Punkte an, können Sie diese direkt als Start- oder Zielpunkt festlegen. Sind diese festgelegt, erstellt die App automatisch eine passende Route.

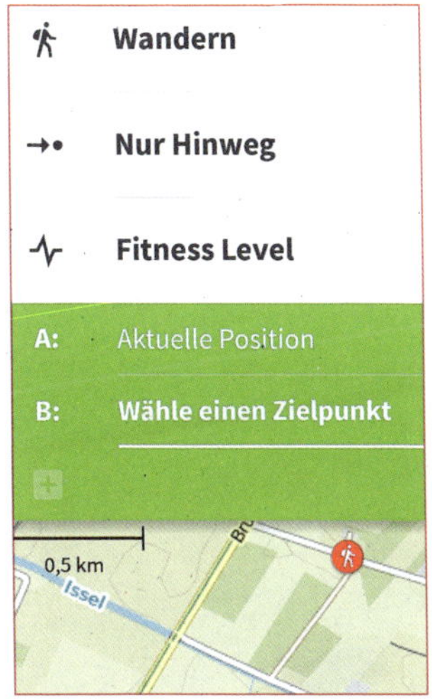

Sie können diese auch beeinflussen, indem Sie andere Stellen antippen und *Zur Tour hinzufügen* wählen. Zu jedem Ort gibt es auch entsprechende Infos aus der Community.

Die gesamte Route lässt sich genauer betrachten, wenn Sie die Infos unten mit dem Finger nach oben ziehen. Hier finden Sie die Höhenmeter, Kilometerangaben zu den verschieden Streckentypen und wie lang die Straßen, Wege oder Trampelpfade zusammengerechnet sein werden. Eine fertige Route speichern Sie über den Button *Sichern* ab. Unter *Profile* können Sie die Route dann einsehen, offline speichern oder bearbeiten. Zudem können Sie Ihre eigenen Strecken mit der App aufzeichnen.

Alternativen

→ Locus Map Free – Outdoor GPS

Bei Locus Map Free erhalten Sie Online- und Offlinekarten für Ihre Aktivitäten in der freien Natur. Per Add-on, also Erweiterungen, können Sie auch – oft kostenlos – weitere Features hinzufügen, z. B. können Sie mit der App Geocaches-Positionen einblenden lassen. (Android)

→ CityMaps2Go

Die App CityMaps2Go von Ulmon bietet Ihnen Offlinekarten für Ihre Urlaubsstädte und -regionen samt Sehenswürdigkeiten und Ausflugtipps an. Eine Regionskarte ist kostenlos, für mehr Karten wird die App kostenpflichtig. (Android / iOS)

Google Earth: Virtuell die Welt umrunden

Wer sich oft von Navi-Apps durch Städte und fremde Gegenden leiten lässt, kann schon mal aus den Augen verlieren, was die Erde noch alles an versteckten Ecken zu bieten hat.

Google Earth verbindet StreetView-Ansichten und Satellitenbild und vereint diese mit eindrucksvollen Fluganimationen und spannenden Geschichten. So wird es zu einer Art Erdkundelabor.

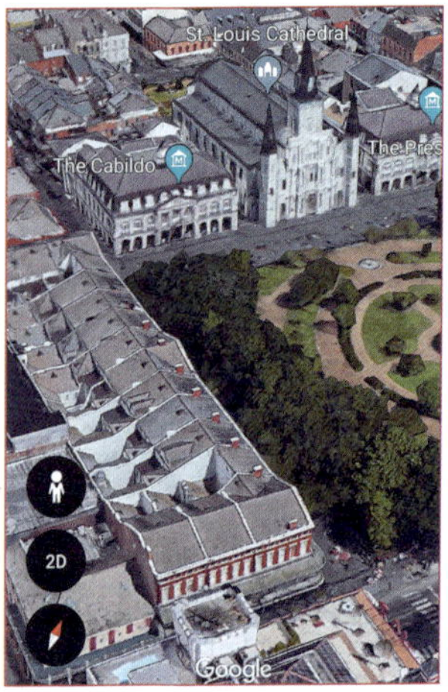

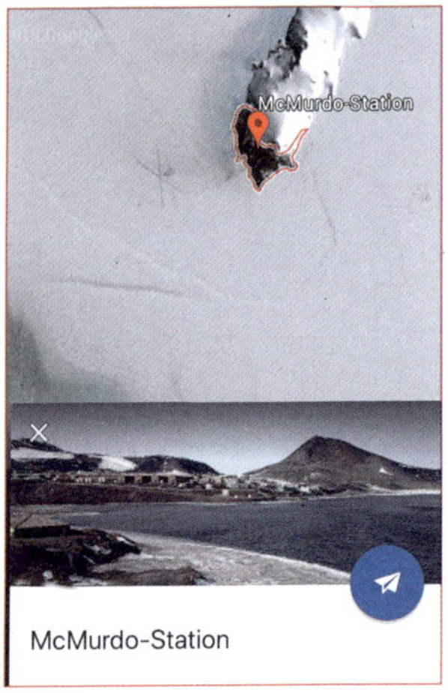

Von einem Ort zu einem anderen fliegen

Beim Start der App sehen Sie die Erde wie aus dem Weltraum. Sie können nach Wünschen in Kontinente hinein- und herauszoomen, einen bestimmten Ort suchen oder über *Mehr* (drei Punkte oben rechts) Ihren Standort anzeigen lassen. Per *Würfel*-Button oben gelangen Sie zu zufällig ausgewählten Orten – etwa in die Antarktis. Besonders schön sind die animierten Flüge von einem Punkt zu einem anderen.

Virtuelle Stadtspaziergänge und Tiefflüge

An den meisten Orten können Sie auch das aus Maps bekannte *StreetView-Männchen* (hier unten links zu finden) aktivieren und Straßen aus der Passantenperspektive betrachten.

Attraktiv ist auch die 3D-Ansicht von Gebäuden: Zoomen Sie relativ nahe an die Erdoberfläche, werden Gebäude und Sehenswürdigkeiten in vielen Städten dreidimensional angezeigt. Über den Button *3D* unten links ändert sich die Perspektive und Sie können die Gebäude in 3D-Ansicht umrunden.

Weitere Daten ein- oder ausblenden

Möchten Sie die 3D-Ansicht komplett unterbinden, tippen Sie bitte oben links auf *Menü > Kartenstil > 3D-Gebäude aktivieren*. Hier können Sie auch festlegen, ob Sie mehr oder weniger Daten wie Grenzen, Markierungen und Beschriftungen angezeigt bekommen wollen.

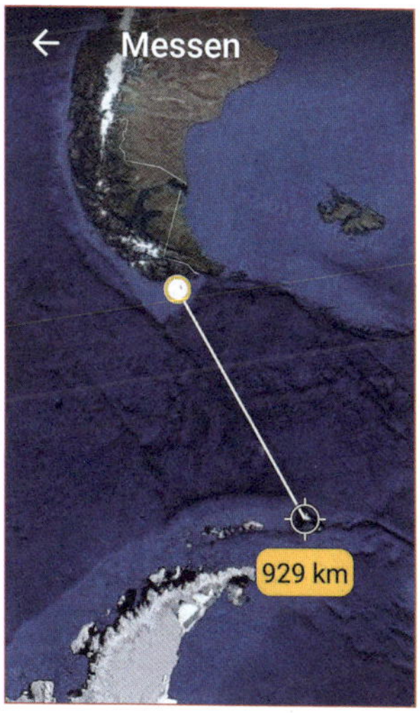

Luftlinien messen

Möchten Sie genau wissen, wie groß der Abstand von einem Punkt zu einem anderen ist, hilft Ihnen die Funktion *Messen* oben rechts weiter. Ziehen Sie dafür einfach den gewünschten Punkt in das Fadenkreuz in der Mitte, tippen Sie auf *Punkt hinzufügen* und verfahren Sie dann genauso weiter, um Entfernungen oder Strecken auszukundschaften.

Neues Wissen sammeln – mit interaktiven Geschichten

Apropos Auskundschaften: Besonders interessant ist die Funktion *Voyager*, oben durch ein *Steuerrad* angezeigt. Hier lassen sich interessante Foto- und Artikelstrecken, sogenannte Geschichten, einblenden.

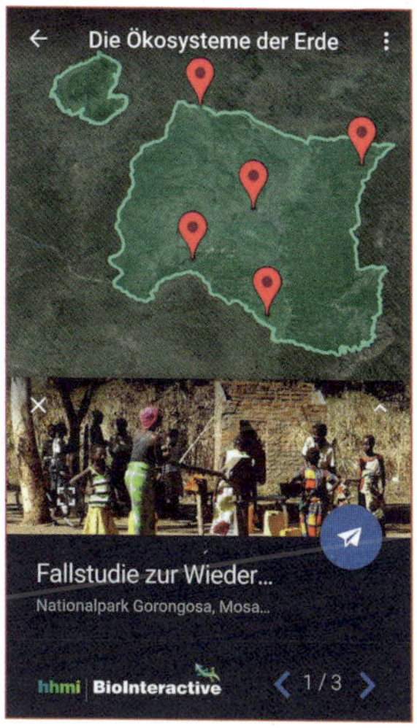

Jede Geschichte besteht aus mehreren bebilderten Infotexten, die einzelnen Punkten auf der Erde zugeordnet sind. Starten Sie eine Geschichte, werden unten Texte eingeblendet, die Sie nach oben ziehen und lesen können. Mit den Pfeiltasten unten wandern Sie von einem Punkt zu dem nächsten.

Erfahren Sie z. B. Wissenswertes über die Wiederansiedelung von Tieren in Mosambik oder über beliebte Orte in New Orleans. Fürs spätere Lesen lassen sich die Geschichten nicht abspeichern. Aber immerhin können Sie während des Lesens oben rechts auf *Mehr > Diese Tour teilen* den Link kopieren bzw. irgendwo abspeichern.

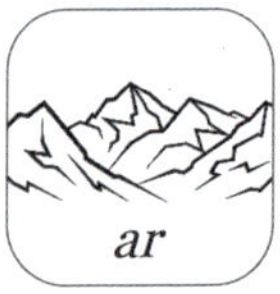

PeakFinder AR: Berggipfel per Augmented Reality zuordnen

Welcher der vielen Gipfel um einen herum ist eigentlich der Großglockner? Wie heißen die anderen Berge und wie hoch sind sie? Wenn Sie Fragen dieser Art beim Bergwandern oft begleiten, ist die App PeakFinder AR etwas für Sie (Android: 4,69 Euro, iOS: 5,49 Euro).

Ideal für die Wanderung weit ab vom Web

Die App funktioniert nahezu offline. Lediglich am Anfang müssen Sie sich die Daten einer Region herunterladen – wobei die „Region" Deutschland auch große Teile der Nachbarländer und die gesamten Alpen umfasst.

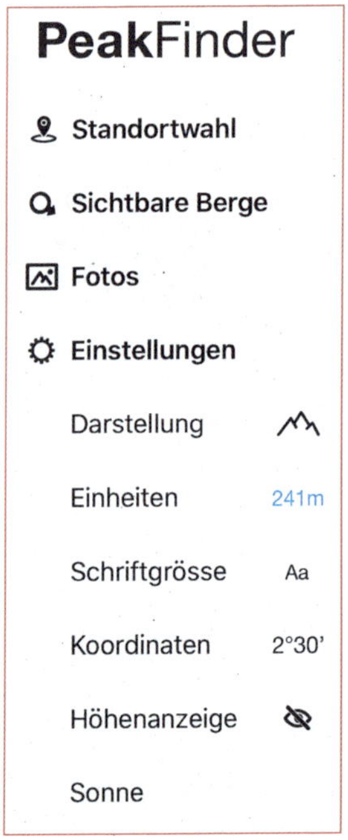

Möchten Sie weitere Bereiche herunterladen, tippen Sie in der App oben links auf *Menü > Abdeckung*, wählen Sie einen gewünschten Ort auf der Welt und tippen Sie auf *Installieren*.

In der App können Sie an Ihrem aktuellen Standort rundum die Landschaft schematisch und virtuell betrachten. Sie können sogar oben links die Kamera einschalten, um die Bezeichnungen und Markierungen dank AR-Technik (Augmented Reality, also „erweiterter Realität") über Ihr Blickfeld im Display zu legen.

Das Bild schwenkt dabei mit der Himmelsrichtung, in die Sie blicken. Tippen Sie auf die Windrose oben rechts, um die Funktion bei Bedarf auszuschalten. Mit zwei Fingern können Sie den Bildausschnitt verkleinern und vergrößern.

Schematischer Blick der eigenen Berge

Falls Sie auf dem platten Land wohnen, ist der Blick natürlich ernüchternd. Aber selbst dann werden Ihnen gelegentlich Hügel angezeigt, mögen sie auch nur an die 20 Meter hoch sein.

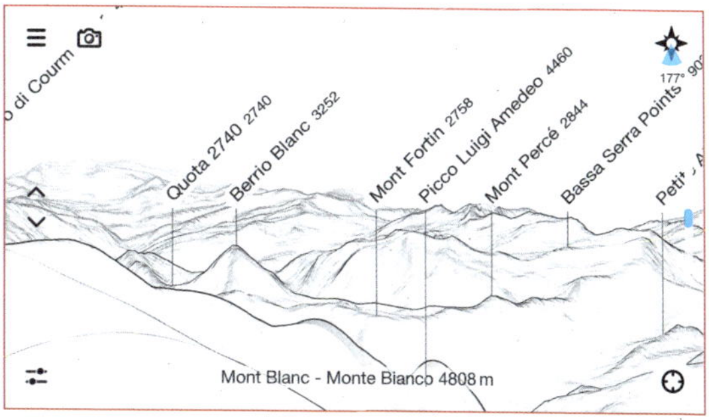

Blick auf die Gipfel der Welt

Am eindrucksvollsten ist die App natürlich mit Blick in den Bergen. Das Geniale ist aber: Sie können auch die Landschaften anderer Orte im heruntergeladenen Raum virtuell besuchen.

Tippen Sie hierzu auf *Menü* und den Pfeil neben *Standortwahl*. So können Sie beispielsweise Koordinaten eingeben, einen Ort auf einer *Karte* auswählen (Internetverbindung vorausgesetzt) oder alle Gipfel in den heruntergeladenen Regionen anzeigen lassen.

Diese werden dann der Größe nach sortiert – im mitteleuropäischen Raum ist an erster Stelle somit der Mont Blanc.

Tippen Sie hier einen Berg an, erblicken Sie das schematische Bergpanorama von dessen Spitze.

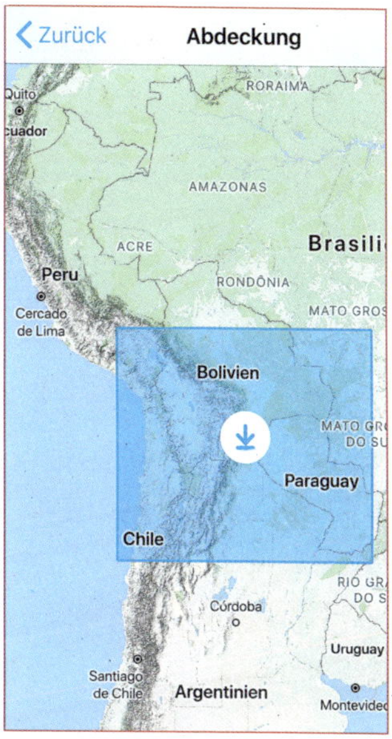

Von einem Gipfel zum nächsten fliegen

Wenn Sie die Beschreibungen antippen, erhalten Sie noch weitere Daten zu dem jeweiligen Berg.

Tippen Sie auf den Button mit dem Vogel-Symbol, „fliegen" Sie förmlich zu dem entsprechenden Berggipfel. Diese Flugsimulation begegnet Ihnen auch an andren Stellen in der App.

Um die Benennungsflut an etlichen Berggipfeln etwas einzuschränken, können Sie die Sichtbarkeit ein wenig reduzieren. Hierzu tippen Sie unten links auf das Regler-Symbol und dann auf das Auge. Per Regler lässt sich der Horizont in eine Art Nebel hüllen. Es werden dann nur die Daten zu den näheren Bergen angezeigt.

DB Navigator: Durchsagen, Strecken und Tickets per App

Auch wenn Sie nur gelegentlich mit Bus und Bahn unterwegs sind – der DB Navigator ist eine praktische Ergänzung fürs Smartphone.

Verbindungen für jede Stadt und jedes Ziel

Wenn Sie den DB Navigator starten, landen Sie automatisch in der *Reiseauskunft*, die Sie auch über das Menü oben links (iOS) bzw. oben rechts (Android) aufrufen können. Hier können Sie direkt eine Verbindung suchen: Sie können auch Straßenadressen nennen, falls Sie eine Haltestelle nicht kennen. Per *Kompass*-Symbol erkennt die App Ihren aktuellen Standort.

Viele Einstellungen und Filtermöglichkeiten

Weitere Einstellungen zur Verbindungssuche verbergen sich unter dem Button *Reisende und Optionen*. Hier können Sie Zwischenhalte oder eine längere *Umsteigezeit* einstellen, aber auch nach *Verkehrsmitteln* filtern. So kann die App z.B. auf Wunsch *nur Nah-/Regionalverkehr* berücksichtigen oder etwa Straßen- und U-Bahnen in der Suche ausblenden.

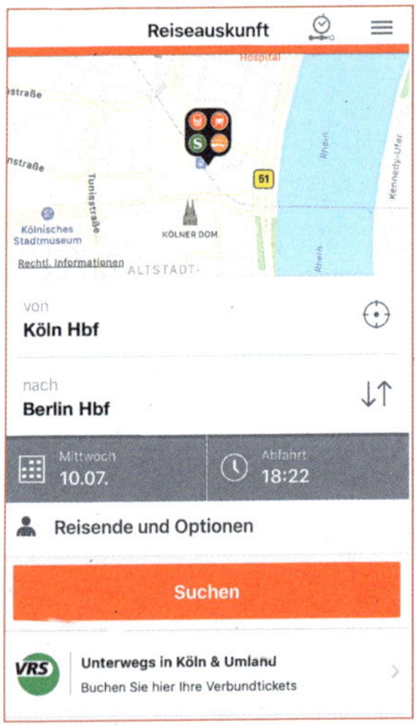

Verspätungen immer im Blick

Suchergebnisse lassen sich immer wieder aktualisieren, indem Sie die Liste mit dem Finger nach unten ziehen. Denn die App nennt auch Verspätungen.

Auch viele (leider noch nicht alle!) Verkehrsverbünde versorgen die DB-Auskunft mit Echtzeitinfos zum städtischen Nahverkehr.

Wählen Sie eine Verbindung aus, erhalten Sie über das Menü-Icon links (drei weiße Punkte auf grauem Hintergrund) die Möglichkeit, die Verbindung in Ihren mobilen

Kalender abzuspeichern, mit Freunden zu teilen oder zu *Meine Reise* hinzuzufügen. Letzteres finden Sie, wenn Sie oben in der App auf das Uhrsymbol tippen. Per Benachrichtigen werden Sie dann an eine bevorstehende Fahrt erinnert.

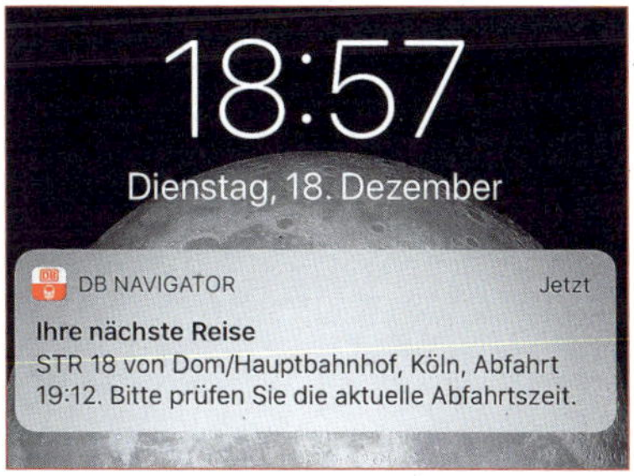

Tickets kaufen ohne Bargeld

Eine weitere Funktion sorgt für Bequemlichkeit und ein ruhiges Gewissen. Denn die App lässt Sie auch papier- und bargeldlos Tickets kaufen. Ziehen Sie dafür einfach eine gefundene Verbindung mit den Finger nach links und schon erscheint die Schaltfläche, um ein Ticket zu kaufen.
Einmalig müssen Sie dafür jedoch ein Nutzerkonto bei der Deutschen Bahn anlegen. Einmal eingerichtet, werden Sie sich nie wieder in die Schlange vor einem Fahrkartenautomaten anstellen müssen!

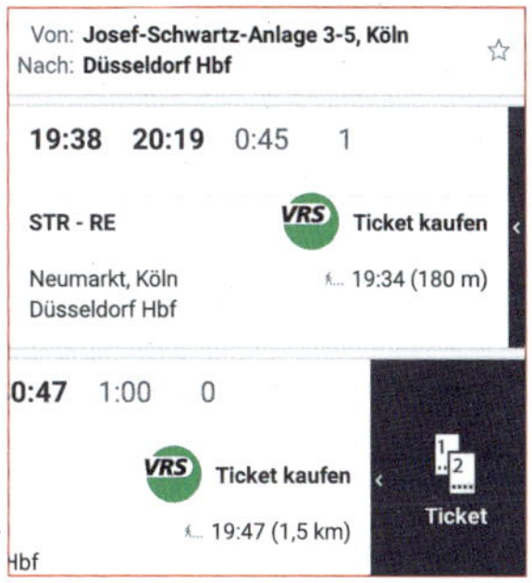

Alternativen

→ Öffi – Fahrplanauskunft

Eine gute Alternative zum DB Navigator bietet die App Öffi. Sie beinhaltet weit mehr Echtzeitinfos von Verkehrsverbünden. Mittlerweile ist die App auch für den ÖPNV in anderen Ländern verfügbar. (Android)

→ moovit

Ebenfalls beim ÖPNV, auch in anderen Ländern, hilft moovit. Die App vereint Bahn- und Busverbindungen mit Fußwegen, Fernbussen, Fahrradverleih und vielem mehr. Ärgern Sie sich in Belgrad oder Tel Aviv nicht mit Fahrplänen in Serbisch bzw. Hebräisch – die App bietet Fahrpläne für über 2 700 Städte und funktioniert in Teilen sogar offline. (Android / iOS)

Clevere Spiele und Zeitvertreib

Der verspätete Zug, die volle Supermarktkasse, ein freier Termin oder eine Verabredung – oft wartet man einfach auf irgendetwas und hat nichts zu tun. iPhones und Android-Smartphones können diese Wartezeit mit Spielen verkürzen – vom Klassiker Schach bis zum kniffligen Rätselspiel. Hier erfahren Sie, welche Apps zum gelegentlichen Zeitvertreib Sie ausprobieren sollten.

Wartezeit ist Spielezeit

Der Computer ist zu groß, die Konsole benötigt einen Fernseher und der GameBoy ist nicht mehr zeitgemäß. Smartphones und Tablets hingegen sind ideal, um sich unterwegs einmal ein Spielchen zu gönnen.

Geniale Spiele für zwischendurch

Dabei sind Spiele keineswegs nur etwas für Jugendliche oder klassische Computerspiele-Fans. Wir stellen Ihnen ein paar geniale Spiele-Apps vor, die sich gut zwischendurch spielen lassen. Worauf Sie sich meist einlassen müssen, ist Werbung. Immerhin gibt es von den meisten Spielen eine oder mehrere werbefreie Versionen. Einige der Spiele bieten die Möglichkeit, ein Nutzerkonto anzulegen. Damit können Sie auf mehreren Geräten immer dort weitermachen, wo Sie das letzte Mal aufgehört haben.

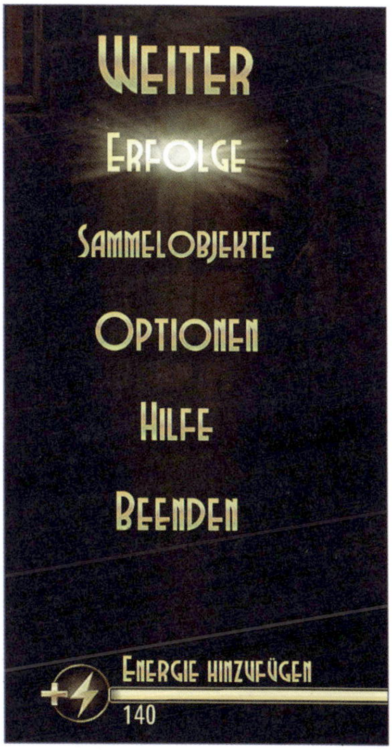

Virtual Reality per Smartphone

Die App Google Cardboard ist etwas Besonderes. Sie hilft dabei, das Smartphone zusammen mit einer VR-Brille zu nutzen. VR steht für Virtual Reality, also virtuelle Realität, und ermöglicht Ihnen, andere Orte im Rundumblick zu erleben, ohne überhaupt das Haus verlassen zu müssen.

Quizduell: Kleiner Wissenstest für Zwischendurch

Lust auf ein kleines Gehirnjogging-Kräftemessen unter Freunden? Dann installieren Sie sich das kostenlose Quizduell.

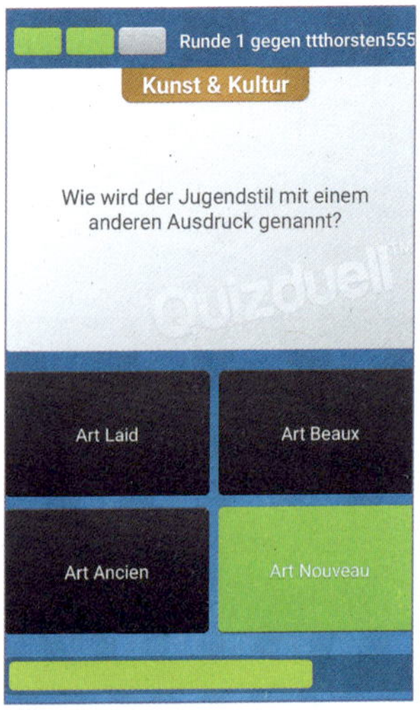
Runde 1 gegen ttthorsten555
Kunst & Kultur
Wie wird der Jugendstil mit einem anderen Ausdruck genannt?
Quizduell
Art Laid
Art Beaux
Art Ancien
Art Nouveau

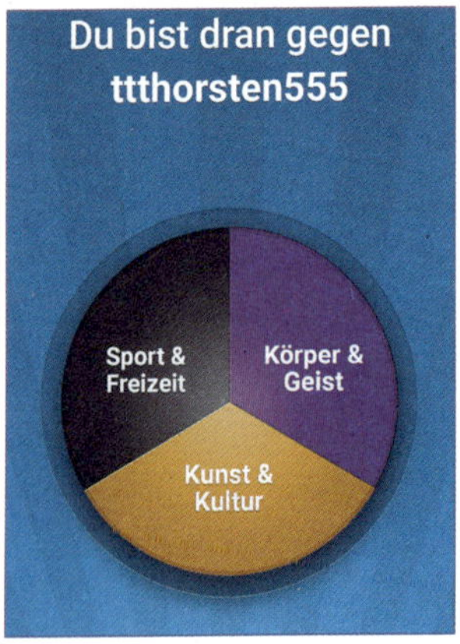
Du bist dran gegen ttthorsten555
Sport & Freizeit
Körper & Geist
Kunst & Kultur

Quizfragen mit Freunden beantworten

Melden Sie sich entweder per Facebook-Konto oder neu in der App an. Auf der Startseite legen Sie mit *Neues Spiel starten* los. Folgende Varianten sind möglich:

▶ **Spieler suchen:** Geben Sie den Nutzernamen eines Freundes oder einer Freundin ein und fordern Sie den anderen zu einem Spiel heraus. Auf dessen Gerät erscheint eine kurze Benachrichtigung. Tippen Sie auf *+Freund*, merken Sie sich die Person für spätere Spiele.

▶ **Facebook-Freunde:** Verknüpfen Sie Quizduell hierüber mit Ihrem Facebook-Konto, um Ihre Facebook-Freunde zu einem Spiel einzuladen. Aus Datenschutzgründen ist diese Verknüpfung aber eher abzulehnen.

▶ **Beliebiger Spieler:** Die App wählt für Sie automatisch einen Spieler aus, der gerade ebenfalls nach *beliebigen Spielern* Ausschau hält. Starten Sie das Spiel, der Gegenspieler kommt bis zum nächsten Zug hinzu.

Sechs mal drei Fragen

Bei einem Spiel erhält jeder dieselben drei Fragen. Wer als erstes dran ist, darf das Thema wählen. Um eine Frage anzusehen bzw. um zu der nächsten Frage zu gelangen, müssen Sie auf die Quizkarte tippen. Nach sechs Fragen ist das Spiel durch.

Auf Wunsch können Sie mit dem gleichen Spielpartner *Nochmal* spielen. Für weitere Spiele ist ein sogenanntes „Ticket“ notwendig, das Sie erhalten, wenn Sie einen Werbespot komplett ansehen. In den *Einstellungen* können Sie auch eine werbefreie Premium-Version für etwa 8–9 Euro kaufen.

Alternativen

→ Orbia

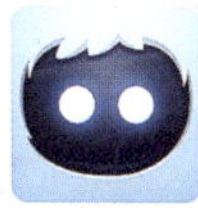

Bei diesem Spiel schießen Sie eine kleine Spielfigur von einem Kreis zum nächsten. Dabei dürfen die dunklen Punkte, die um die Ziele rotieren, nicht berührt werden. Komplizierter wird es, wenn die Punkte sich mal näher, mal weiter, mal schneller, mal langsamer um die Kreise bewegen. Mithilfe von Schilden können Sie Ihre Spielfigur schützen. (Android / iOS)

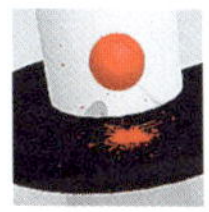

→ Helix Jump

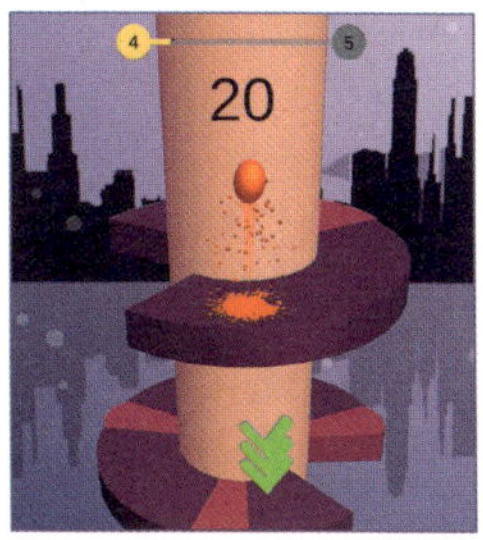

Hier geht es wortwörtlich um den „springenden Punkt“: Mit Wischbewegungen müssen Plattformen und Öffnungen darin verschoben werden, damit ein senkrecht fallender Ball immer tiefer fallen kann. Trifft der Ball eine Plattform, darf er einmal aufkommen und wieder hochspringen, beim zweiten Mal platzt er – und Sie müssen das Level von vorne beginnen. Werbefrei gibt es die App für rund 3 Euro. (Android / iOS)

→ 2048

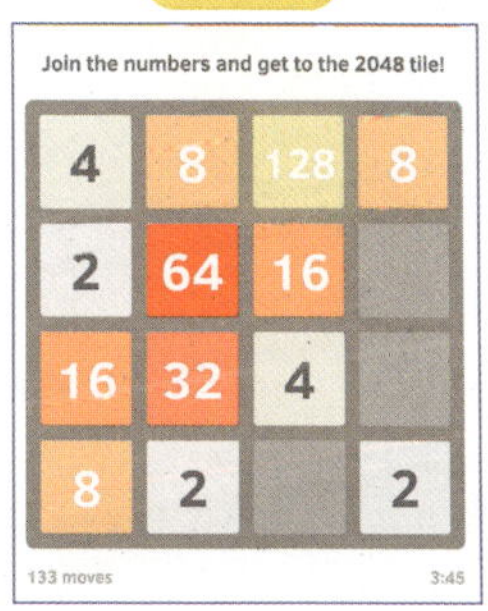

Von dieser App gibt es viele Kopien, das Original finden Sie als „2048 by Gabriele Cirulli“ in den Appstores. Ziel des Puzzlespiels ist es, mithilfe von Wischbewegungen zwei identische Zahlenkacheln zusammenzuschießen und dann entsprechend zu addieren. Aus den beiden Kacheln „2“ wird dann eine Kachel mit „4“. Kompliziert wird das Spiel dadurch, dass mit jedem Wisch eine neue Kachel hinzukommt. Ziel ist es, mindestens eine Kachel mit der Nummer „2048“ zu erhalten – was alles andere als einfach ist. (Android / iOS)

Schach Spielen und Lernen: Die App für Schach-Freunde

Der Schach-Computer, der einst ein eigenständiges Gerät war, hat längst seinen Weg auf Smartphone und Tablet gefunden.
Schach-Apps gibt es wie Sand am Meer – und jede hat ihre Vor- und Nachteile. Wer gerne Schach spielt oder es lernen möchte, sollte mal einen Blick auf die App Schach Spielen und Lernen werfen.

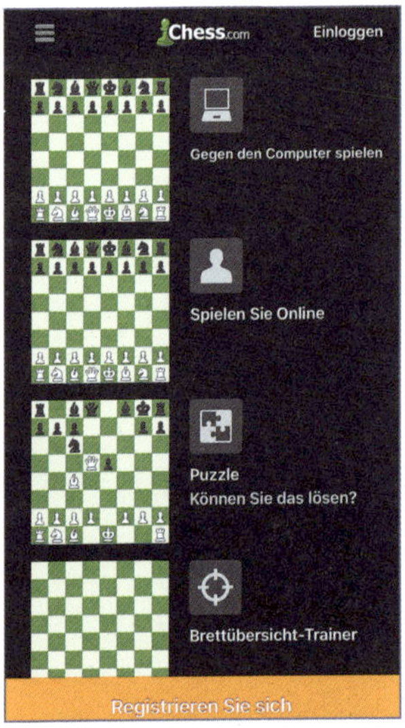

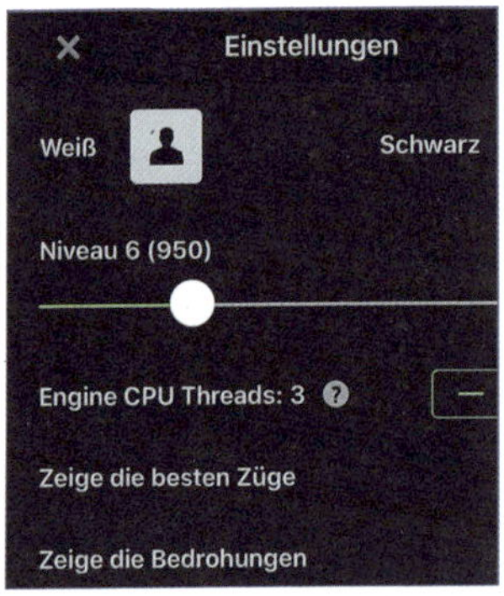

Viele Funktionen für Schachfreunde

Das Besondere an der App ist, dass sie überaus umfangreich gestaltet ist und für jeden das Passende bietet. Hinter der App steckt die Website chess.com/de, doch es ist gar nicht notwendig, dass man diesen Dienst nutzt.
Ohne besondere Einstellungen und ohne Nutzerkonto können Sie in der App beispielsweise *Gegen den Computer spielen* oder Ihre taktischen Fähigkeiten mit einem komplexen *Puzzle oder dem täglichen Rätsel* trainieren.

Wählbares Schwierigkeitsniveau

Über das Menü-Icon oben links finden Sie weit mehr Funktionen. Hier gelangen Sie auch immer wieder zur Startseite, wenn Sie auf *Spielen* tippen.
Tippen Sie beim Spiel gegen den Computer oben auf das Zahnrad-Symbol, können Sie festlegen, welches *Niveau* der virtuelle Gegner haben soll. Anfänger können sich auch gute Züge anzeigen lassen oder bei Fehlern gewarnt werden. Stellen Sie die Schach-App so ein, wie Sie es benötigen.

Im Spiel mit Gegnern auf der ganzen Welt

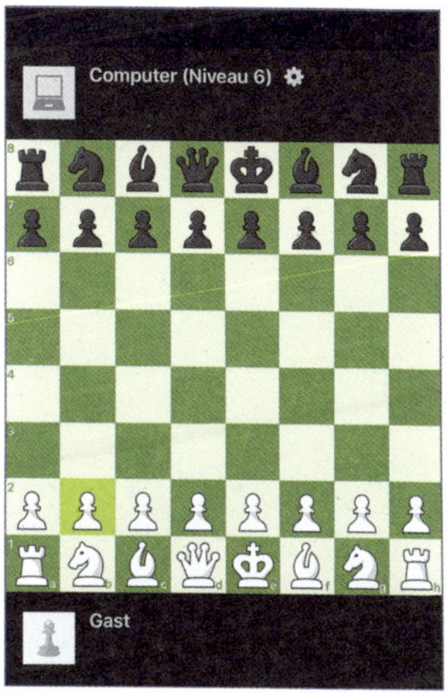

Besonders gut lässt sich die App nutzen, wenn Sie nicht gegen einen Computer, sondern gegen Gegner auf der ganzen Welt spielen. Sogar gegen Freunde, die ebenfalls die App nutzen, können Sie spielen. Diese können im Menü unter *Freunde* aufgeführt werden. Für das Spiel gegen andere ist jedoch ein kostenloses Nutzerkonto bei chess.com/de notwendig. Dieses können Sie jedoch direkt in der App erstellen. Optionale, kostenpflichtige Mitgliedschaften bieten zudem mehr Puzzles und Lektionen; auch wird dann die Werbung in der App entfernt.

Schach-News

Nachrichten zum Thema Schachsport sowie praktische Lektionen runden die App ab. Teilweise sind die Texte auf Englisch – größtenteils ist die App aber auf Deutsch. Wer mag, kann das Erscheinungsbild im Menü unter *Motiv* nach eigenen Wünschen abändern.

Alternativen

→ Schach – Social Chess

Wer echte Menschen statt Computer favorisiert, sollte Social Chess ausprobieren. Hier finden nur Spiele gegen andere Personen statt. Sie können sogar bei aktiven Spielen anderer zusehen. Zur Nutzung ist ein kostenloses Nutzerkonto nötig. (iOS)

→ Schach (Chess Free)

Für Android gibt es zum Beispiel Schach (Chess Free) von Big Bull Games für Schachfreunde. Hier sind Spiele gegen den Computer sowie gegen andere möglich. Interessant ist auch, dass sich berühmte Schacheröffnungen anzeigen lassen. (Android)

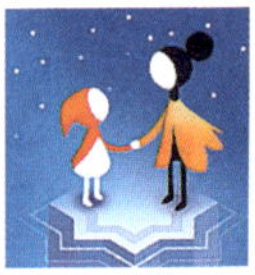

Monument Valley 2: Strategie und Rätsel

In diesem Spiel bewegen Sie sich in einer abstrakten Welt außergewöhnlicher und physikalisch unmöglicher Türme und Gebäude. Durch Verschieben und Drehen einzelner Elemente lassen sich Wege und Brücken erstellen, die stark an die Gemälde des niederländischen Künstlers M.C. Escher erinnern. Das Spiel kostet knapp 6 Euro.

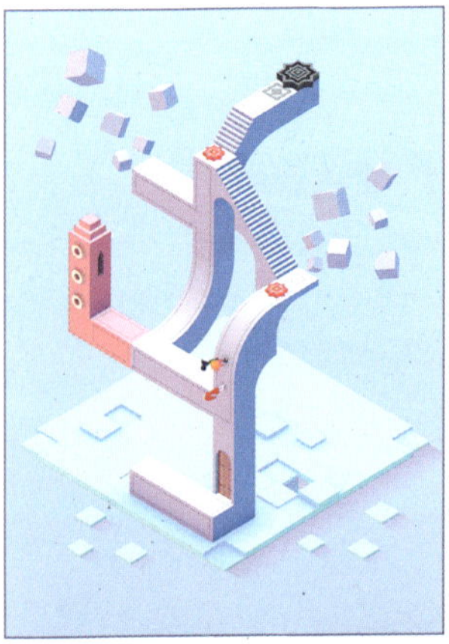

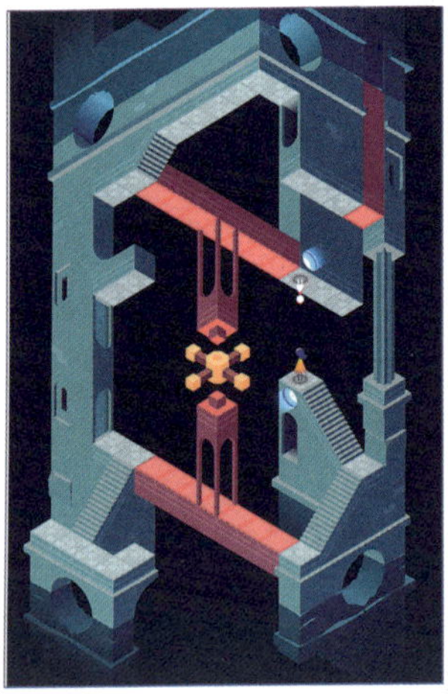

Zu zweit durchs Gelände

Galt es im preisgekrönten Vorgänger von 2014 noch, eine Person durch das Labyrinth steuern, sind es in Monument Valley 2 nun zwei Personen: Mutter und Kind müssen den Weg durch die mysteriösen Monumente finden. Am Anfang zeigt die Mutter ihrem Kind – und Ihnen –, wie das Monument Valley funktioniert und worauf zu achten ist. Im Laufe des Spiels muss die Mutter jedoch lernen, loszulassen und ihr Kind ziehen zu lassen. Dadurch bekommt das Spiel auch eine emotionale und pädagogische Seite.

Außerhalb der Box denken

Die Herausforderung ist es, im Kopf ständig zwischen zwei- und dreidimensional zu wechseln. Indem Sie optische Täuschungen zulassen, lassen sich in der bunten, abstrakten Welt der App Wege erschaffen, die so nicht existieren könnten.
Besonders herausfordernd wird das Spiel, wenn man Mutter und Kind gemeinsam steuern muss, obwohl sich beide Spielfiguren an unterschiedlichen Stellen eines Monuments aufhalten.

Alternativen

→ Murder in the Alps

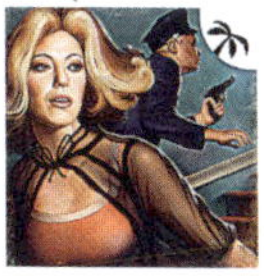

Diese App lässt Sie im Wimmelbild-Stil einen Kriminalroman in den Alpen nachspielen. Sie sind dabei Hauptfigur, die Journalistin Anna Meiers. Dialoge finden in Zwischenszenen oder einem animierten Comic statt. Die Gespräche sind komplett auf Englisch, dafür aber auf Deutsch untertitelt. In der Gratisversion benötigen Sie für Aktionen sogenannte „Energie", die schnell aufgebraucht ist und sich nur tageweise auflädt. So können Sie den Mordfall also nur in kleinen Schritten aufklären. Verschiedene kostenpflichtige Pakete lassen die Energie schneller ansteigen. (Android / iOS)

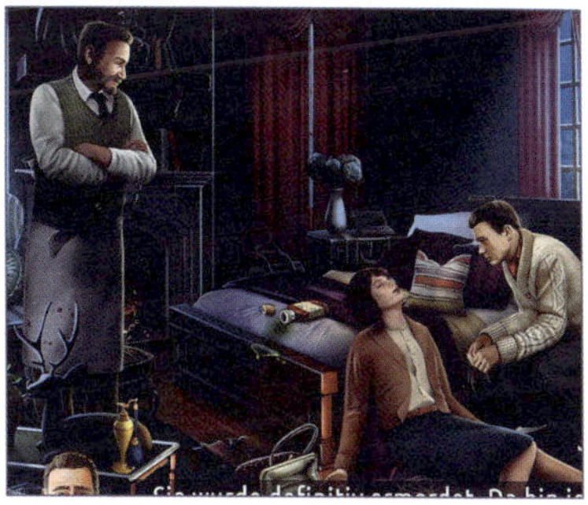

→ Thimbleweed Park

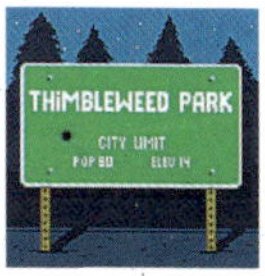

Kennen Sie noch die Spieleklassiker Monkey Island oder Day of the Tentacle, die in den späten 80ern und frühen 90ern aufgrund ihres Humors gefeiert wurden? Dank der bis heute andauernden nostalgischen Begeisterung brachte der Monkey-Island-Erfinder Ron Gilbert mit Thimbleweed Park ein Adventure-Spiel im Retro-Design heraus. Es lässt sich für 10–11 Euro auch auf Android und iOS spielen. Die Spielführung wurde dabei bewusst so gehalten wie früher. Sie müssen auf Aktionen, Gegenstände und Personen tippen, um Befehle wie „Gebe Polaroid-Kamera an Agent Rey" ausführen zu können. Tippen Sie oben rechts auf das Personen-Icon, können Sie je nach Spielsituation die Spielfigur wechseln. Auch können Sie hier – ganz klassisch – den Spielstand abspeichern. Die Dialoge sind auf Englisch, aber in Deutsch betitelt. (Android / iOS)

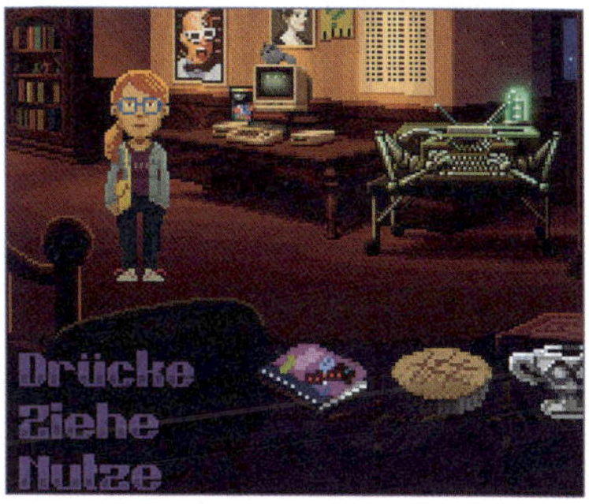

Google Cardboard: Virtual Reality zum Greifen nah

Virtual Reality, kurz VR, bringt uns an andere Orte, ohne das Haus verlassen zu müssen. Hierbei schwenken Sie Ihr Smartphone in alle Himmelsrichtungen, um darauf einen virtuellen Ort ringsum betrachten zu können. Noch effektiver geht das mit einer speziellen Brille, in die man sein Smartphone legen kann. Sie erweckt den Eindruck, man würde wirklich auf dem Himalaya, unter Wasser oder im Weltall sein.

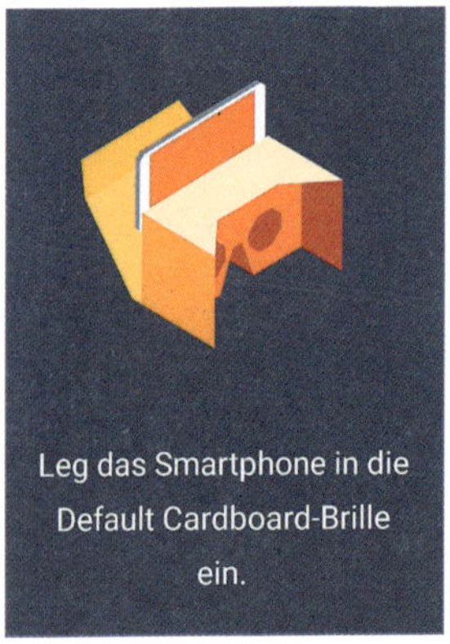

Die preiswerteste VR-Brille gibt es aus Pappe

Die heutige VR-Technik ist noch nicht immer perfekt. Für Zwischendurch sind die virtuellen Realitäten aber allemal einen Besuch wert.

Die App Google Cardboard teilt das Bild in zwei Teile – für jedes Auge eins. Um diesen Effekt zu erhalten, benötigen Sie eine VR-Brille.

Die günstigsten sind aus Pappe – denn sie sind nichts weiter als eine Halterung, mit der Sie sich Ihr Smartphone vor das Gesicht halten können. Verschiedene Internethändler bieten die Pappvariante für knapp 20 Euro an.

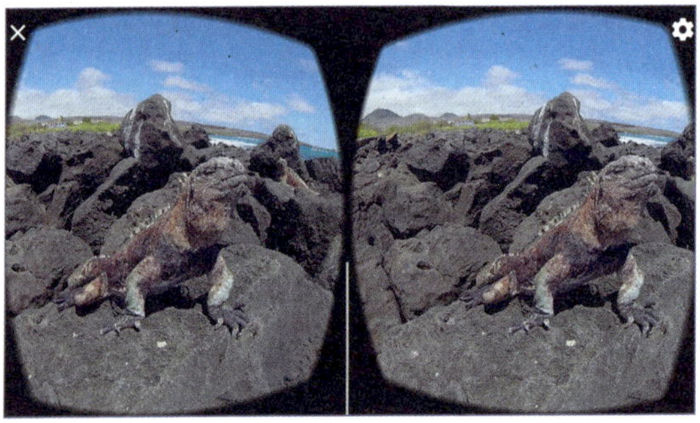

Die App Google Cardboad

Starten Sie die App und beginnen Sie mit der Einrichtung. Hierfür scannt man mit der App einen QR-Code am Gehäuse der verwendendeten VR-Brille. Bei der Papp-Variante wählen Sie einfach *Überspringen*. Anschließend schieben Sie das Smartphone in die Brille.

Da Sie nun nicht mehr mit dem Finger auf dem Bildschirm des Smartphones tippen können, fungiert ein magnetischer Schalter an der Seite der Brille als eine Art Bestätigen-Taste. Führen Sie den kleinen Punkt im Blickfeld z. B. auf eine gewünschte Funktion und betätigen Sie den Magnetschalter. Um wieder eine Ebene zurückzuspringen (z. B. in ein Menü), drehen Sie die Brille bzw. den Kopf um 90 Grad nach rechts.

Tiere zum Greifen nah

Google Cardboard hat ein paar ansprechende Funktionen im Angebot, die sich aber je nach Version der App ändern können. Beispielsweise können Sie per Google Earth durch virtuelle Straßen gehen, Ausstellungsstücke von allen Seiten betrachten oder die Videos, die Sie mit Ihrem Smartphone gedreht haben, ansehen. Die integrierte Anwendung „Reise in die Arktis" zeigt Ihnen animierte Wale zum Greifen nahe oder lädt Sie ein, mit Möwen zu fliegen.

Starten Sie die App neu, gelangen Sie in *Meine Mediathek*. Hier finden Sie die zuvor genutzten *Cardboard-Demos* sowie (als Nutzer der Android-Version) einen *360-Grad-Videokanal* auf YouTube. Dort können Sie sich Dokumentationen mit VR-Rundblick ansehen.

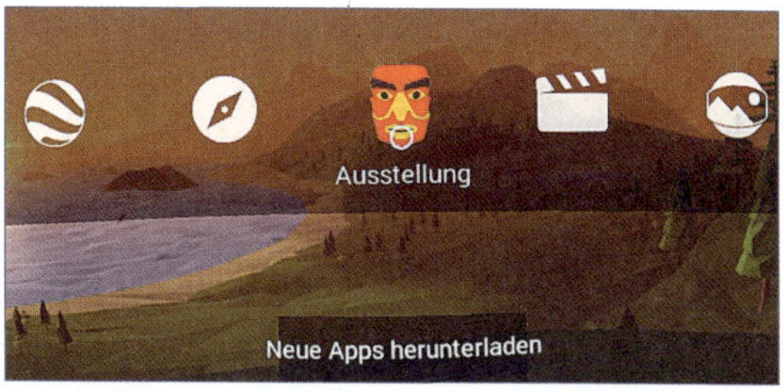

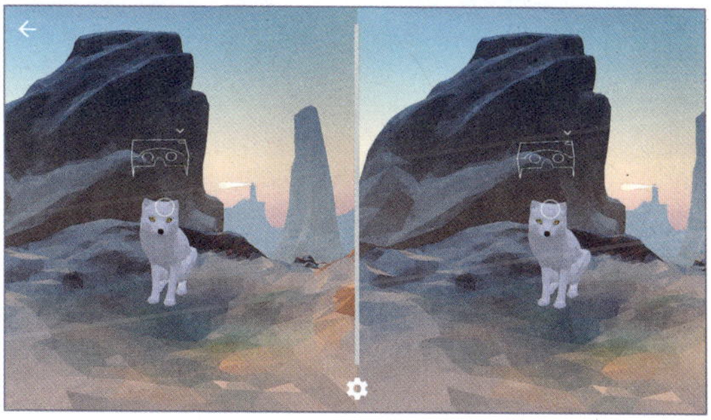

Unter *Apps herunterladen* (oben rechts) *> Nach weiteren Apps suchen* gelangen Android-Nutzer zu Google Play, um die App mit weiteren Anwendungen zu füllen – von Unterwasser-Entspannungs-Apps über Weltraum-Reisen bis hin zu Geisterhaus-Abenteuern.

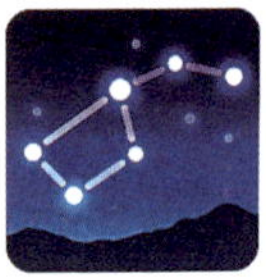

Star Walk 2: Das Weltall digital erkunden

Das Smartphone oder Tablet kann Ihnen dabei helfen, die unendlichen Weiten des Nachthimmels zu erkunden. Apps wie Star Walk berechnen den derzeitigen Sternenhimmel über Ihnen und bilden ihn auf dem Bildschirm nach – natürlich auch tagsüber.
Tippen Sie ein Element an, wird der Name eingeblendet sowie passende Infotexte sowie ggf. Teleskop-Fotografien oder 3D-Ansichten. Die App ist kostenlos – für den vollen Funktionsumfang und ohne Werbung sind aber je nach Version etwa drei bis sieben Euro fällig.

Sternenhimmel schwenkt mit dem Smartphone mit

Tippen Sie oben links auf den Kompass, schwenkt das Bild automatisch in die Richtung, in die Sie Ihr Smartphone halten.
Sie können den Himmelsausschnitt am Bildschirm aber auch mit dem Finger verschieben oder hineinzoomen, dann schaltet sich die Kompass-Funktion aus.
Tippen Sie oben rechts auf das *Uhrsymbol*, erscheint rechts eine Zeitachse. Wischen Sie hier vorsichtig nach oben oder unten, läuft die Zeit schneller bzw. rückwärts. Das ist praktisch, möchten Sie etwa wissen, wann genau der Saturn hinter dem Horizont verschwinden wird. Tippen Sie das Pfeilsymbol links von der Zeitangabe, springen Sie wieder in die Gegenwart.

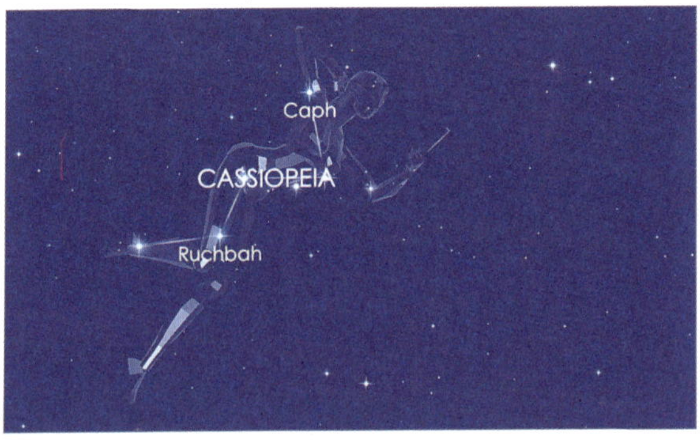

Viele Anpassungen

Unter *Menü > Einstellungen* können Sie umfangreiche Anpassungen vornehmen. Emp-

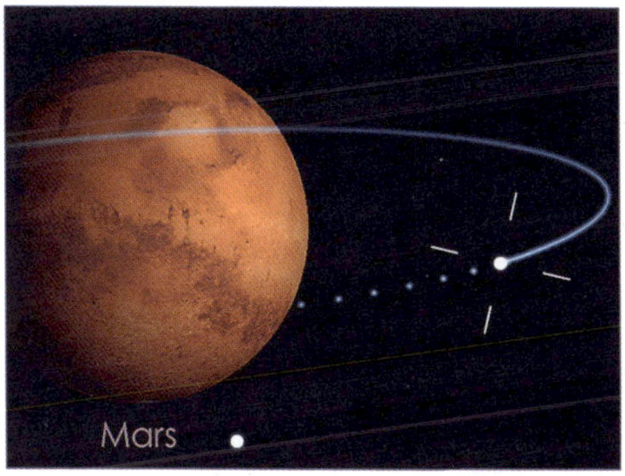

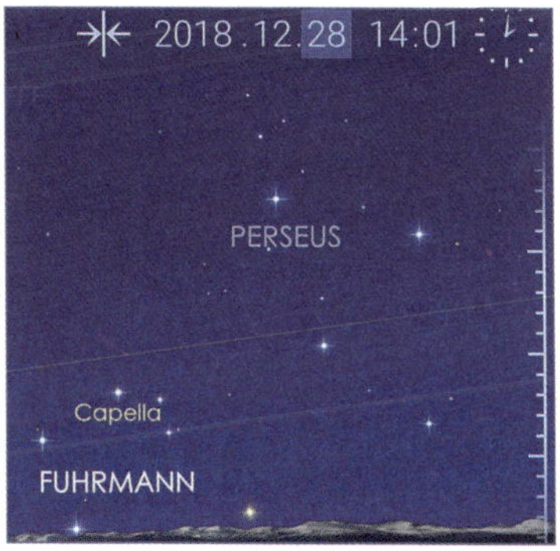

fehlenswert ist eine schlankere Ansicht, ohne viel Schnickschnack: Schalten Sie *Töne* und *Musik* aus und wählen Sie bei Bedarf die Ansicht von Sternbildern ohne ständige Illustrationen. Unter *Visuelle Effekte* schalten Sie *Atmosphäre*, *Horizont* und *Wasser* aus. Schon erhalten Sie einen klaren Nachthimmel in einer Rundumansicht.
Star Walk 2 ist in einer kostenlosen und einer kostenpflichtigen Variante erhältlich. Letztere erhält viel mehr Funktionen. Beispielsweise lassen sich Werbung abschalten, Satelliten aus der Nähe ansehen oder Sternbilder von allen Seiten betrachten. Es ist interessant, wie anders ein Sternbild ausschauen kann, wenn man es aus einem ganz anderen Blickwinkel betrachtet.

Alternative

→ SkyView

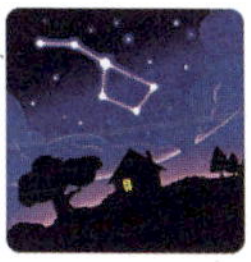

Eine Alternative zu Star Walk 2 ist SkyView, das es auch in einer kostenlosen Variante gibt (mit dem Zusatz „Free“ in Google Play bzw. „Lite“ im App Store von Apple). Das Tolle ist, dass die App auch ohne Internetverbindung funktioniert. Auch genial: die Augmented-Reality-Funktion! Per Smartphone-Kamera lassen sich Sterne oder Planeten leicht bestimmen. (Android / iOS)

Spannende Unterhaltung

Mit den Apps, die Sie auf den folgenden Seiten kennenlernen, können Sie Ihr mobiles Gerät zu einem kleinen Mediencenter aufrüsten. So lassen sich Musik und Filme unterwegs genießen – auch ohne Internetverbindung.

Musik und Filme entdecken

Die Lieblingsmusik immer dabei – das ist nichts Neues. Inzwischen können Sie aber auch Ihre Lieblingsfilme immer dabei haben – oder neue Empfehlungen auf der Grundlage Ihres Geschmacks erhalten. Apps kümmern sich darum, dass Sie in der digitalen Welt so gut wie möglich unterhalten werden.

Streaming im Abo statt Einmalkauf

Streamingdienste funktionieren wie eine Bibliothek: Obwohl Sie bezahlen, gehört Ihnen kein einzelner Song oder Film, dafür dürfen Sie aus einer unerschöpflichen Quelle so viel nutzen, wie Ihre Augen es verkraften. Im Bereich Musik und Hörspiele bieten das etwa Spotify und Deezer an. Filmfreunde werden z. B. bei Amazon Prime Video und Netflix fündig.
Musik und Filme lassen sich aber auch kostenlos und werbefinanziert anschauen. Neben YouTube bieten auch viele Streamingdienste solche abgespeckten Kostenlos-Varianten an.

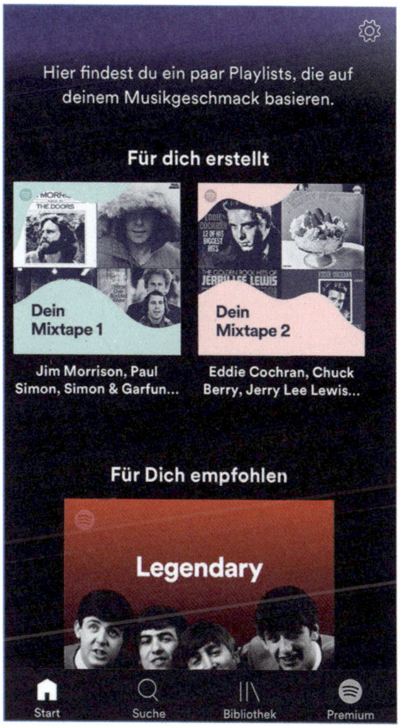

Radio & TV: Auch Klassiker sind mobil

Apps wie On Air zeigen jederzeit, was wann im TV läuft. MitTuneIn hören Sie Radiosender aus aller Welt – und SoundHound oder Shazam helfen, einen Song zu erkennen und zu finden.

Spotify: Neue Musik hören – jederzeit und überall

Die Alternative zur Plattensammlung daheim sind Streamingdienste. Sie kaufen hier keine Musik, sondern leihen sie, wie Bücher, die in einer riesigen Bibliothek stehen statt bei Ihnen im Regal.

Musikstreaming – eingeschränkt auch kostenlos

Spotify lässt sich auch kostenlos nutzen. Dann können Sie sich aber nur wenige Playlists ganz normal anhören. Die meisten Sammlungen oder Alben lassen sich nur im Shuffle-Modus (also in einer Zufallswahl) und ohne Überspringen der Lieder anhören. Auch erhalten Sie gelegentlich Werbung.
In der Premium-Version können Sie Spotify vollständig und werbefrei nutzen, erhalten eine bessere Klangqualität und können die Musik auch fürs Offlinehören abspeichern. Das Abo kostet ca. 10 Euro im Monat (die Preise anderer Musikstreamingdienste sind ähnlich). Für Studierende und Familien gibt es günstigere Modelle.

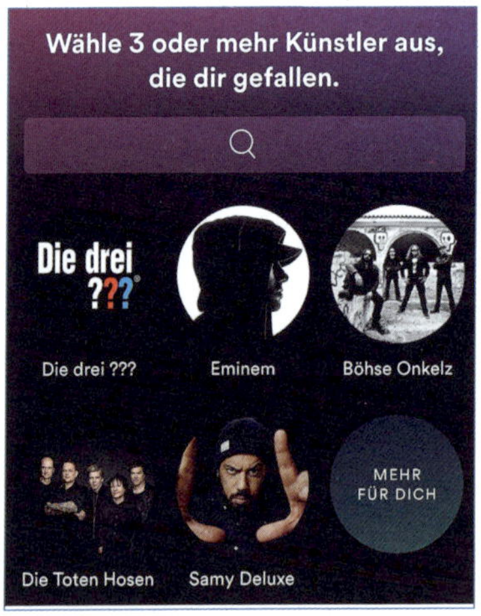

Den eigenen Musikgeschmack eingeben

Registrieren Sie sich beim ersten Start in der App (am besten mit einem separaten Konto) und sagen Sie *Nein, danke* zur Werbung.
Damit die App Ihnen direkt die passende Musik präsentieren kann, müssen Sie im nächsten Schritt einige Künstler auswählen. Tippen Sie bei einem Musikgenre auf die bunten Buttons *Mehr von ...*, werden noch mehr Vorschläge eingeblendet. Wird etwas überhaupt nicht angeboten (z. B. Klassik), dann hilft Ihnen oben die Suchzeile. Anhand Ihrer Auswahl bietet Ihnen Spotify unter *Start* nun Playlists und Songs.

Die Bedienoberfläche

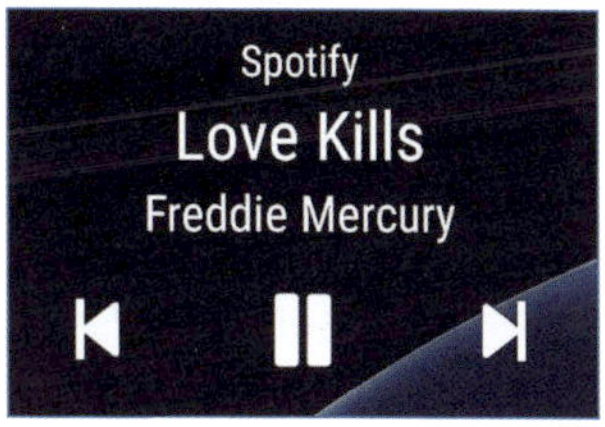

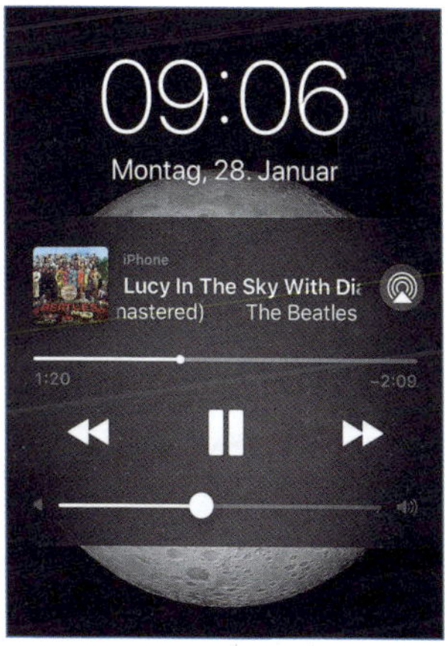

Haben Sie ein Lied oder eine Playlist angetippt, startet diese. Im Benachrichtigungsbereich Ihres Mobilgeräts, auf dem Sperrbildschirm und unten in der App wird der Player verkleinert dargestellt. Tippen Sie darauf, erscheint er großformatig. Über das *Minus*-Symbol rechts lassen sich Lieder aus eine Playlist werfen. Lieblingssongs lassen sich dauerhaft merken, wenn Sie links das *Plus* antippen. Und über *Menü* (oben rechts) *> Zur Playlist hinzufügen* können Sie ein Lied zu einer eigenen Musiksammlung packen.
Außerhalb der Player-Ansicht können Sie unten den Bereich wechseln. Unter *Suche* finden Sie gezielt Interpreten und Lieder, aber auch verschiedenste *Genres* sowie auf Ihren Geschmack abgestimmte Neuerscheinungen, die Sie interessieren könnten. In der Bibliothek sind alle Künstler, die Sie anfänglich markiert haben.

Alternativen

→ Deezer

Eine gute Alternative bietet Deezer. Auch hier ist die kostenlose Nutzung stark beschränkt, für rund 10 Euro im Monat haben Sie aber über 53 Millionen Lieder zur Auswahl, oft inklusive der Songtexte. (Android / iOS)

→ Amazon Music

Nutzer von Amazon Prime erhalten ohne Aufpreis eine Auswahl an Musik und Playlists. Die Auswahl ist aber beschränkt. Damit sie mit Spotify, Deezer und Co. mithalten können, benötigen Sie auch hier ein Abo-Modell für 10 Euro im Monat. (Android / iOS)

Amazon Prime Video: Filme & Serien unterwegs genießen

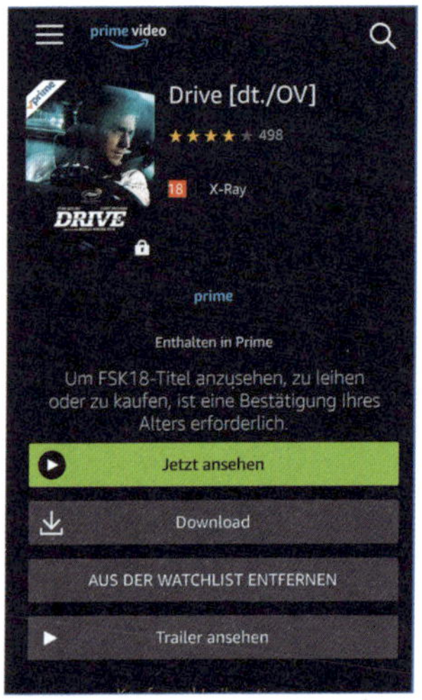

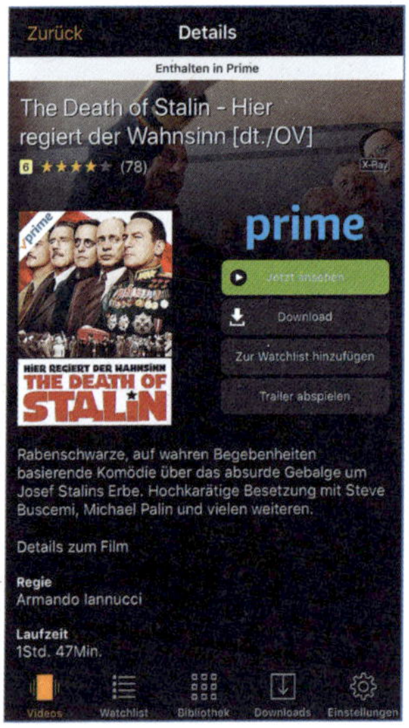

Videostreamdienste sind sehr beliebt – und gestalten heute die Freizeit vieler maßgeblich. Nicht das Fernsehen, sondern man selber entscheidet, wann man einen Film, eine Serie oder eine Dokumentation ansehen möchte.

Amazon Prime kennen viele als schnelleren Paketversand des Onlineriesen. Ein Videostreamingangebot ist darin schon enthalten. Es kostet rund 8 Euro im Monat und kann 30 Tage kostenlos getestet werden. Behalten Sie die Zeit im Blick, sonst wird automatisch verlängert.

Video-Auswahl zum jetzt oder später schauen

Um das Videostreamingangebot mobil nutzen zu können, benötigen Sie die App Amazon Prime Video sowie selbstverständlich ein Amazon-Nutzerkonto.

Die Startseite der App, *Home* genannt, bietet einen Rundumblick auf das Angebot von Amazons-Video.

Die Filme und Serien, die mit *prime* gekennzeichnet sind, sind in der Flatrate enthalten. Alle anderen Videos lassen sich langfristig kaufen oder für einen kurzen Zeitraum vergünstigt ausleihen.

In weiteren Reitern können Sie gezielt ausschließlich nach *Filmen* oder *Serien* oder von Amazon selbst produzierten Inhalten (*Originals* genannt) filtern. Reine prime-Videos finden Sie in dem Reiter *Enthalten in prime* unterhalb des Sliders oben.

Wählen Sie einen Film an, können Sie ihn mit einem Fingertipp ansehen bzw. erst kaufen oder ausleihen. Weitere Schaltflächen sind *Zur Watchlist hinzufügen* sowie in den meisten Fällen auch *Download*. Die Watchlist ist eine Favoritenliste, in der Sie alles sammeln können, was Sie vielleicht später ansehen möchten. Die *Watchlist* finden Sie bei Android über das Menü oben links, bei iOS unten auf der Leiste.

Filme herunterladen: für Pendler und Urlauber

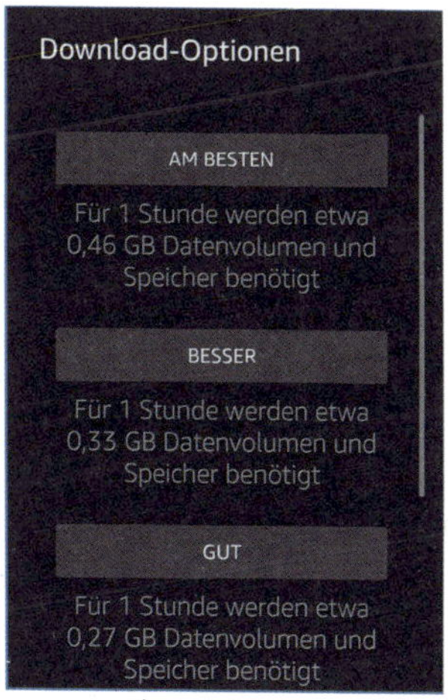

Mit Prime Video können Sie Filme und Episoden legal herunterladen, um diese dann ohne Internetverbindung anzusehen. Sie müssen sich aber für eine Qualitätsstufe entscheiden, je nachdem, wie viel freien Speicherplatz Sie zur Verfügung haben.
Ein Download ist z.B. sinnvoll, wenn Sie unterwegs sind und das Datenvolumen Ihres Smartphones schonen möchten. Oder aber, Sie sind im Ausland unterwegs und möchten dort etwa Bestimmtes ansehen. Denn aus rechtlichen Gründen sind die meisten Inhalte nur im eigenen Land verfügbar. Heruntergeladene Videos sind davon aber nicht betroffen.

Alternativen

→ Netflix

Verglichen mit prime verfügt Netflix über eine weitaus größere Auswahl an Serien. Zudem sind keine Kauf-/Leih-Inhalte enthalten. Netflix bietet nur Abo-Modelle, ab rund 8 Euro pro Monat. Einen Monat können Sie es gratis testen. (Android / iOS)

→ Zattoo

Keine Videos on Demand, sondern das aktuelle TV-Programm bringen Sie mit Zattoo auf Ihr Smartphone. In der Gratisversion bietet Ihnen die App alle deutschen öffentlich-rechtlichen Sender sowie einzelne Spartensender. Mehr Sender (z. B. die Privaten) gibt es für ca. 10 Euro pro Monat. (Android / iOS)

On Air: Die persönliche Fernsehzeitung

Um herauszufinden, was im Fernsehen läuft, benötigen Sie heutzutage nicht mehr zwingend eine Fernsehzeitung. Längst ist das TV-Programm auch online zu finden – und nicht nur auf den Webseiten der jeweiligen Sendeanstalten. Für den schnellen Check ist eine TV-Programm-App praktisch.
Empfehlenswert ist hier On Air von der Funke Mediengruppe. Die App ist werbefinanziert, innerhalb der *Einstellungen* ist aber auch der Kauf einer werbefreien Variante möglich.

Senderliste nach eigenen TV-Gewohnheiten

On Air bietet Ihnen das TV-Programm einer Woche für mehr als 200 Sender in Deutschland, Österreich und der Schweiz. Da ist es hilfreich, dass Sie in den *Einstellungen* (bei Android: Icon oben rechts mit den drei Punkten) Ihre Favoriten auswählen können. Unter *Sender ändern* bzw. *Sender bearbeiten* lassen sich neue hinzufügen bzw. bisherige aus der Liste entfernen und anschließend in der Reihenfolge sortieren. iOS-Nutzer tippen dafür auf das Symbol rechts, Android-Nutzer tippen den gewünschten Sender länger an und schieben ihn an die gewünschte Stelle.

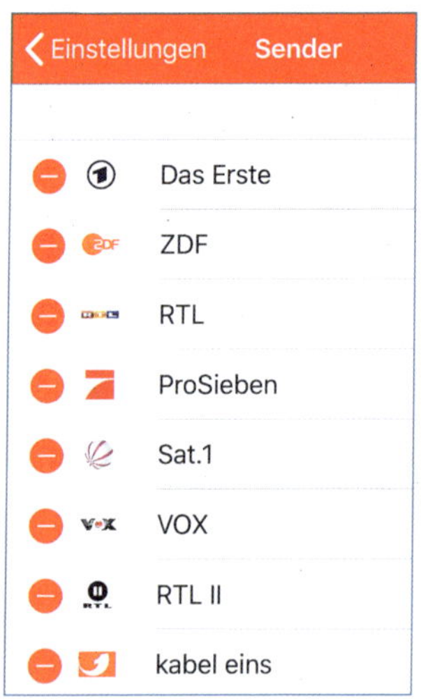

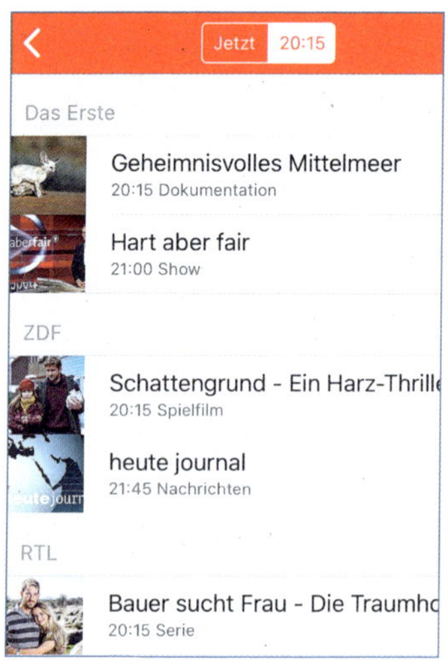
Jetzt
20:15
Das Erste
Geheimnisvolles Mittelmeer
20:15 Dokumentation
Hart aber fair
21:00 Show
ZDF
Schattengrund - Ein Harz-Thrill
20:15 Spielfilm
heute journal
21:45 Nachrichten
RTL
Bauer sucht Frau - Die Traumh
20:15 Serie

Besonders praktisch ist On Air in der Nutzung auf mehreren Geräten. Haben Sie einmal eine individuelle Senderliste erstellt, können Sie auf Wunsch unter *Einstellungen > Benutzerverwaltung* (Android) bzw. *Einstellungen > Profil > Registrieren* ein Nutzerkonto anlegen. Installieren Sie On Air auch auf anderen mobilen Geräten und melden Sie sich dort mit Ihrem Account an, haben Sie Ihre Favoriten direkt vor sich vorliegen.

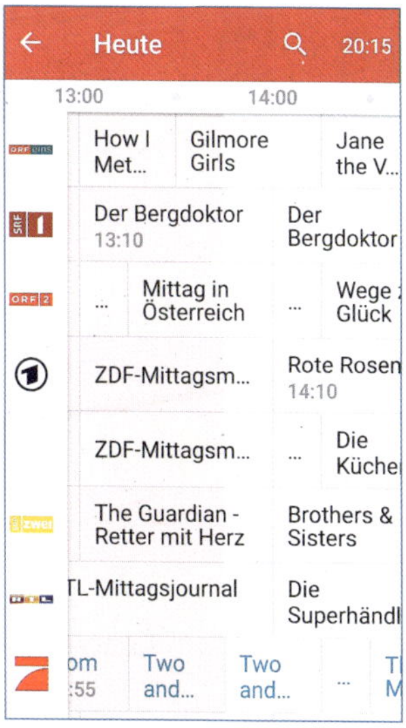

Schnelle Prime-Time-Liste oder Übersicht

Über die App-Startseite gelangen Sie zu der Ansicht, die Ihnen am meisten liegt. Die Modi *Jetzt* und *20:15* bieten eine kurze Liste aller Sendungen der jeweiligen Uhrzeit. Wünschen Sie es umfangreicher, sehen Sie per *Übersicht* Ihre favorisierten TV-Sender im Raster.

Alternativen

→ TV Movie

Die TV-Programm-App der bekannten Fernsehzeitung. Praktisch ist hierbei die Merkliste, in der Sie Sendungen, die Sie bevorzugen, festhalten können. Was früher die Markierung mit dem Kugelschreiber war, funktioniert heute ganz digital. (Android / iOS)

→ Prime Guide TV Programm

Android-Nutzer, die besonders viel Wert darauf legen, auf einen Schlag die Termine für Sendungs-Wiederholungen zu sehen, liegen mit dieser Programm-App richtig. Auf Wunsch können Sie sogar auf dem Homescreen oder gar Sperrbildschirm Ihres Smartphones oder Tablets das Programm per Widget anzeigen lassen. (Android)

SoundHound: Songs erkennen und wiederfinden

„Das klingt aber schön. Was ist das für ein Lied?“ Oder: „Das kenne ich! Von wem war das nochmal?“ Bei der Fülle an Musik, die in den letzten hundert Jahren entstanden ist, ist es unmöglich, alles zu kennen. Und nicht immer wird im Radio angesagt, um welches Lied es sich handelt.

Wenn Sie schnell genug sind, können Sie einfach Ihr Smartphone befragen. Das weiß Bescheid – dank Apps zur Musikerkennung wie SoundHound.

Musik mit einer riesigen Datenbank abgleichen

SoundHound nimmt Musikstücke auf und vergleicht sie mit einer Datenbank im Internet. Kommt der Datenbank eine Tonreihenfolge bekannt vor, erhalten Sie sogleich die Lösung.

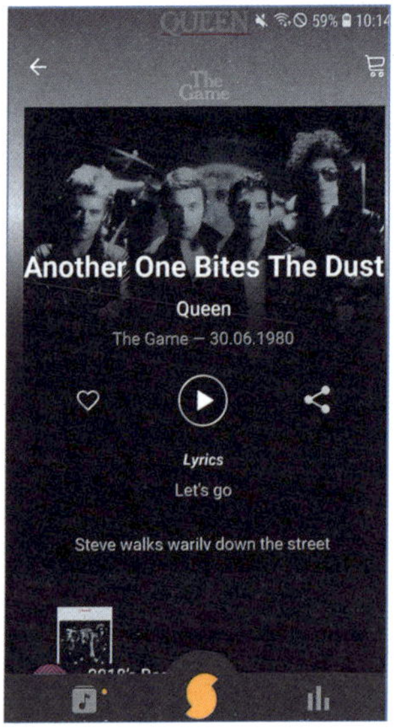

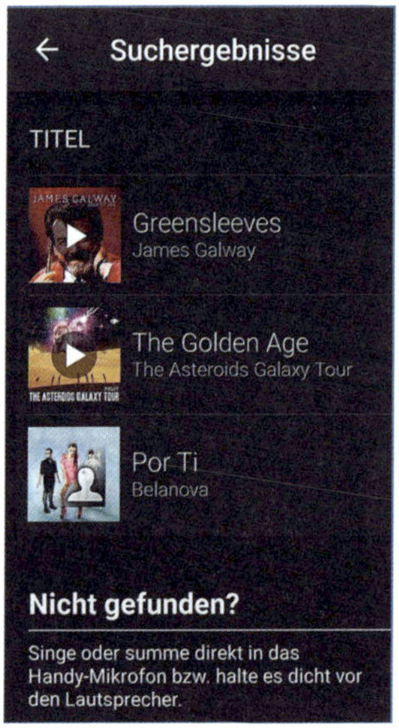

Wenn Sie die App erstmals starten, müssen Sie ihr zunächst ein paar Berechtigungen gestatten – etwa, dass die App Ihr Mikrofon benutzen darf. Die anderen Berechtigungen sind hingegen nicht notwendig und können verneint werden. Tippen Sie nun auf *Leg los*.

Jetzt können Sie in der Tat loslegen: Sobald Sie einen interessanten Song hören, tippen Sie einfach auf den großen runden

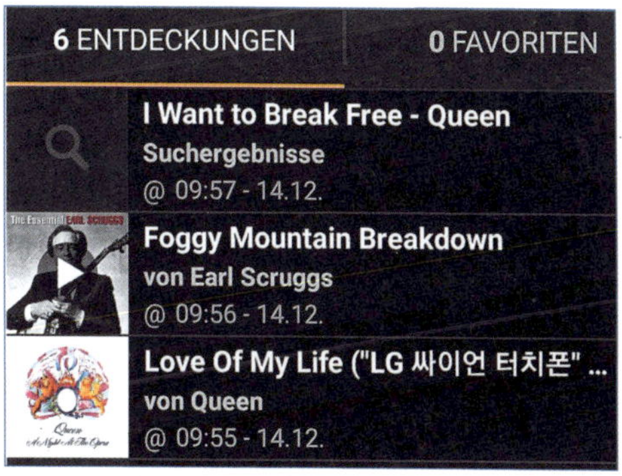

Button mit dem SoundHound-Logo, schon startet die Aufnahme.

Je nach Tonqualität erkennt die App ein Lied schon in wenigen Sekunden. Nur selten und bei eher unbekannter, nicht in der Datenbank vorhandener Musik versagt die App hin und wieder.

Meist erscheinen schnell erste Ergebnisse. Erkennt die App das Lied ganz genau, erscheint sogar die exakte Version bzw. Aufnahme.

Sie erhalten ebenfalls die Möglichkeit, das Lied anzuhören. Hierzu greift SoundHound unter anderem auf YouTube oder Spotify zu (siehe S. 106). Im *Verlauf* können Sie bisher Gesuchtes noch einmal in Ruhe ansehen.

Die Apps erkennt auch Selbstgesummtes

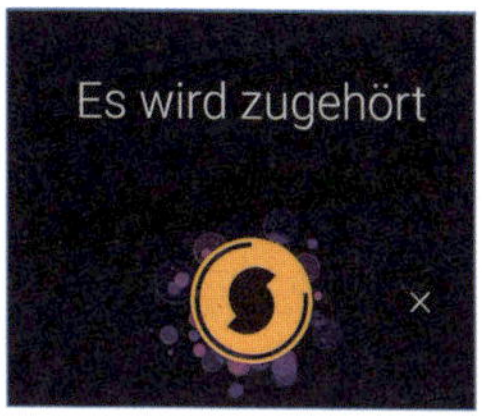

Das Geniale ist: Anders als bei anderen Musikerkennungs-Apps können Sie Musik auch einsingen, summen oder flöten. So können Sie sogar die Songs zu Melodien finden, die nur in Ihrem Kopf als Ohrwurm laufen. Das klappt nicht immer, aber bei bekannteren Melodien garantiert.

Alternative

→ Shazam

Den Musikerkennungsdienst Shazam gibt es bereits seit 2002, aber als App natürlich erst mit dem Aufkommen des Smartphones. Mittlerweile gehört Shazam der Firma Apple. Das Besondere an dieser App: Sie arbeitet ein Stück genauer. Songs, die SoundHound nicht erkennt, findet Shazam eher – zumindest in einigen Fällen. Die Musikerkennung mit der eigenen Stimme funktioniert hier jedoch nicht. (Android / iOS)

TuneIn: Radiostationen aus der ganzen Welt hören

Unterwegs Radio hören – mit dem Smartphone kein Problem! Der große Vorteil gegenüber einem UKW-Radio: Apps wie TuneIn haben dank Internet über 120 000 Radiosender im Angebot. Dadurch kommen Sie in den Genuss von Radiosendern ferner Länder, kleinster Spartensender, toller Podcasts und mehr.

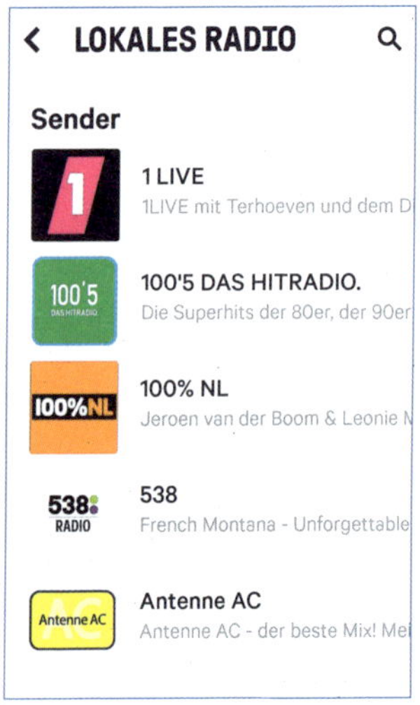

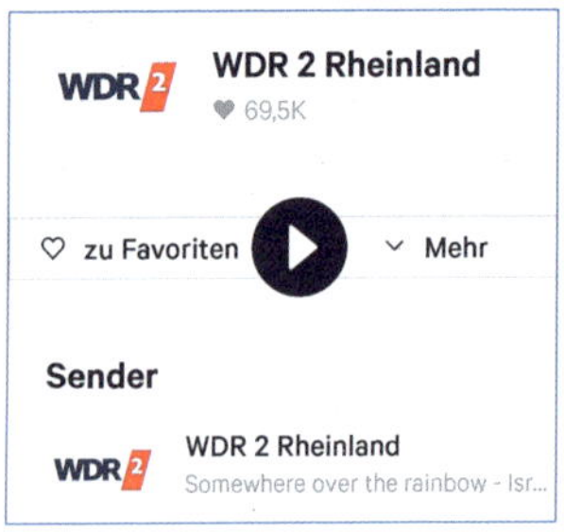

Werbung oder Premium-Abo

TuneIn ist werbefinanziert. Das bedeutet: Hin und wieder gibt es Werbebanner, Werbevideos oder sogar Radiospots, die das Programm kurzzeitig unterbrechen. Die Alternative ist die Premium-Nutzung der App, die sich TuneIn fast 9 Euro pro Monat oder ca. 90 Euro im Jahr kosten lässt.

Wenn Sie die App erstmals starten, erscheint direkt ein Angebot, TuneIn Premium kostenlos zu testen. Wenn Sie das möchten, sollten Sie aber rechtzeitig daran denken, das Abo abzubestellen, falls Sie es nicht kostenpflichtig verlängern wollen.

Große Auswahl an Sendern

Haben Sie die Premium-Offerte entfernt, sehen Sie eine Liste mit allen möglichen Radiosparten, von Lokal- bis Sportsender, von Musiksendern bis zu Podcasts.

Bei den Lokalsendern überprüft die App Ihren Standort, um regionale Sender anzuzeigen. Möchten Sie Lokalsender aus anderen Ecken Deutschlands oder der Welt hören, müssen Sie in der Liste unter *Lokales Radio* nach ganz unten wischen und dort bei *Erkunden Deutschland* bzw. ein anderes Land wählen.

Wählen Sie einen Sender aus, sehen Sie ein paar Informationen dazu. Über das *Herz*-Symbol links können Sie den Sender als Favoriten speichern. Die *Favoriten* werden entweder in dem gleichnamigen Reiter (iOS) oder über *Menü* (oben links) *> Profil* angezeigt (Android). Dann brauchen Sie Ihre Lieblingssender nicht mehr umständlich suchen.

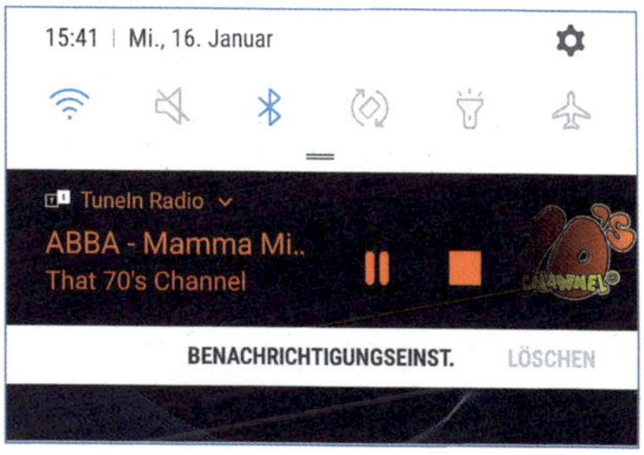

Einstellungen für Wecker und Klangqualität

Mit *Play* starten Sie den Sender. Sie können das Programm auch zurückspulen – maximal zu der Stelle, bei der Sie eingeschaltet haben. Tippen Sie rechts auf *Mehr* (drei Punkte), können Sie einstellen, dass der Sender als Wecker genutzt werden soll. Das Programm startet dann zu der von Ihnen festgelegten Uhrzeit. Ebenso können Sie mit dem *Einschlaf-Timer* einstellen, wann genau der Sender ausgeschaltet werden soll.
Über *Mehr > Stream wählen* können Sie die Qualität des Senders festlegen. Standardgemäß werden die Sender immer ausgewogen abgespielt: Der Klang ist akzeptabel, der Datenverbrauch übersichtlich. Möchten Sie diese Einstellungen nicht nur bei einzelnen Sendern, sondern ganz grundsätzlich ändern, können Android-Nutzer das unter *Menü > Einstellungen > Bevorzugter Stream*. iOS-Nutzer finden die *Einstellungen* über den Reiter *Favoriten*.

Alternative

→ radio.de

Mehr den Fokus auf deutsche Radiosender legt die App radio.de. Hier werden mehr als 30 000 Sender übersichtlich dargestellt und angeboten. Weckfunktion und Sleep-Timer gibt es auch hier. Zudem können Sie nicht nur Sender, sondern auch einzelne Songs für später markieren. (Android / iOS)

Aktuelle News und Lesestoff

Für den schnellen Lesehappen zwischendurch und die minutenaktuelle News sind Smartphones ideal geeignet. Erfahren Sie, welche Apps Sie unbedingt installiert haben sollten und wie Sie das Leseerlebnis so angenehm wie möglich machen.

Immer informiert und belesen

Gerade kürzere Nachrichten sind auf einem Smartphone gut zu lesen – ideal zwischen zwei Bahnstationen oder in der Kantinenschlange. Jede große Zeitung oder Zeitschrift sowie jede Nachrichten-TV-Sendung bietet in Apples App Store und in Googles Play Store eine entsprechende Anwendung an.

Die Nachrichtenzentrale für unterwegs

Ideal für die Nutzung vieler Newsquellen, ohne aber eine Vielzahl an Apps installieren zu müssen, ist Simply News.

Sie haben keine Zeit? Mit Pocket können Sie Texte, Videos und Web-Fundstücke sammeln, um diese später in Ruhe zu lesen.

Für Fußballfans ist die App kicker interessant, die Sie ganz nach eigenen Interessen, Lieblingsligen und -vereinen anpassen können. Auch Sportarten außerhalb des Fußballstadions können Sie mit der kicker-App genießen.

Natürlich eignen sich Smartphones auch, um ganze Bücher zu lesen. Mit den Apps Kindle, Tolino und ReadEra können Sie E-Books auch unterwegs gut lesen. Und damit Ihr Display abends im Bett nicht zu grell ist, dimmt der Screen Filter das Display auf ein angenehmes Level herab.

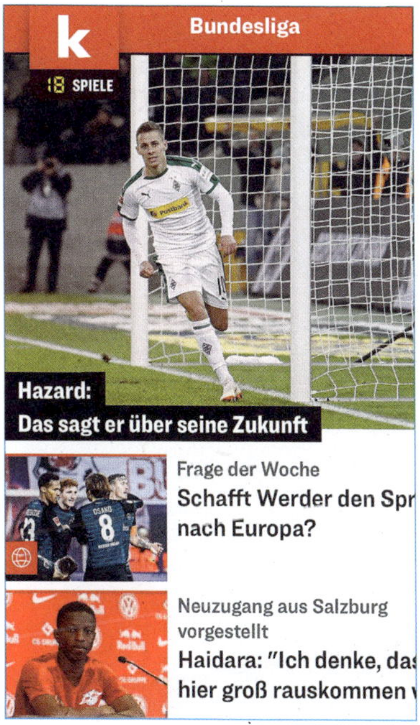

Simply News: Nachrichten direkt auf Sie zugeschnitten

Was gibt es Neues? Für den tagesaktuellen Überblick sind News-Apps sehr praktisch. So haben Sie Nachrichten aus verschiedensten Bereichen griffbereit und müssen nicht per Browser auf verschiedenen Webseiten danach suchen.
Simply News ist eine werbefinanzierte Nachrichten-App. Über die Einstellungen können Sie aber für etwa 20 Euro im Jahr ein werbefreies Abo abschließen. Wen die gelegentlichen Werbeeinblendungen nicht stören, dem leistet die App aber auch so gute Dienste.

Viele Quellen auf einen Blick

Simply News durchforstet eine Vielzahl an Quellen und listet diese in Kategorien wie *Politik*, *Fußball* oder *Lokales* auf. Bei letzterem müssen Sie zuvor die Region oder Stadt festlegen. Tippen Sie eine Kategorie länger an, können Sie diese auf Wunsch auch verschieben oder ganz entfernen.

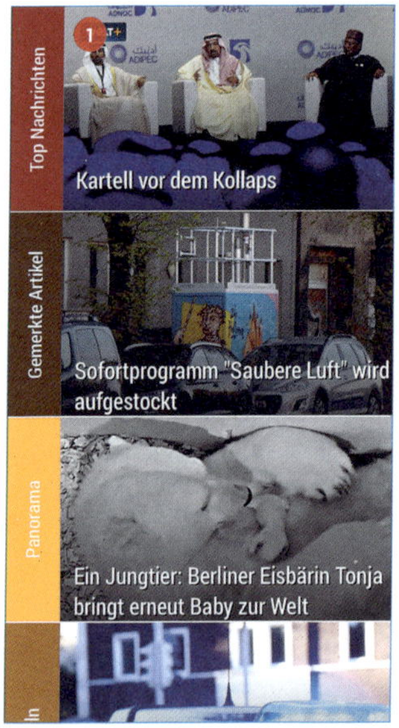
Top Nachrichten
Kartell vor dem Kollaps
Gemerkte Artikel
Sofortprogramm "Saubere Luft" wird aufgestockt
Panorama
Ein Jungtier: Berliner Eisbärin Tonja bringt erneut Baby zur Welt

Tippen Sie eine Kategorie an, um sie zu öffnen. Zurück zur Übersicht gelangen Sie per Wisch nach oben. In jeder Kategorie finden Sie zehn aktuelle Themen, die in einer kurzen Vorschau vorgestellt werden.

▶ **Buch-Symbol:** Das Symbol oben rechts zeigt an, dass eine Offline-Ansicht des Artikels vorliegt. Wischen Sie nach unten, wird diese angezeigt. Ein Wisch nach oben wechselt wieder zurück. Ist keine Offline-Ansicht verfügbar, gelangen Sie so zur jeweiligen Newsquelle – beispielsweise Spiegel Online oder zeit.de.

▶ **Verschiedene Quellen:** In der Vorschauansicht jedes Themas wird aufgelistet, welche Quellen darüber berichten. Hier können Sie gezielt eine Quelle auswählen, wenn Sie diese bevorzugen.

Tippen Sie mitten in den Vorschau-Text, erscheint ein kleines Menü. Hierüber können Sie Themen über das Smartphone oder Tablet teilen. In der iOS-Variante der App erhalten Sie zudem die Möglichkeit, Artikel zu merken. Diese erscheinen dann in der Kategorie *Gemerkte Artikel*. Das ist beispielsweise praktisch, möchten Sie ein interessantes Thema lieber später in Ruhe lesen – ohne dieses wieder suchen zu müssen.

Weitere Einstellungen

Wenn Sie nach unten scrollen, finden Sie die Einstellungen der App. Hier können Sie noch weitere Länder für die Newssuche auswählen. Android-Nutzer können hier auch festlegen, ob Eilmeldungen in den Benachrichtigungen des Geräts angezeigt werden sollen oder nicht.

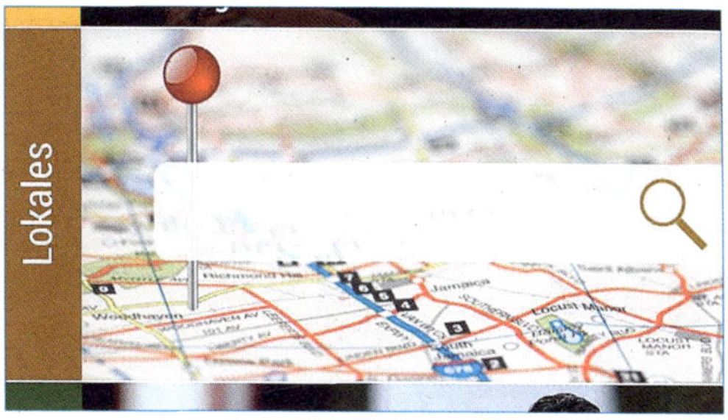

Alternativen

→ F.A.Z. Der Tag

Vergleichbar mit Simply News, was Bequemlichkeit und Einfachheit angeht, bietet auch die Frankfurter Allgemeine Zeitung eine News-App an. Hier wird jedoch nur auf die FAZ als Quelle zurückgegriffen. Alle wichtigsten News der letzten 24 Stunden werden hier lesefreundlich präsentiert. (Android / iOS)

→ ZDF heute

Eine angenehme Mischung aus News in Text- und Video-Form bietet die App des ZDF Nachrichtenformats „heute". Wichtige News werden zudem in Benachrichtigungen angezeigt. Schön ist, dass es keine Werbung gibt. Im Ausland ist die App aber leider nicht nutzbar. (Android / iOS)

kicker: Brandaktuelle News für Fußballfreunde

Die App vom kicker ist eine Newsquelle für alle, die Fußball lieben. Die App ist kostenlos, aber werbefinanziert. Für ein monatliches Abo in Höhe von rund 1 Euro lässt sich die App werbefrei genießen.

Fußball-News jeder Art

Beim Start der App erwartet Sie erst einmal ein ganzer Schwall an News aus der Welt des Fußballs. Gezielter informieren können Sie sich über die Unterseiten, die Sie über das *Menü* erreichen: Einfach auf das kicker-Symbol oben links tippen, um das umfangreiche *Menü* zu öffnen. Hier finden Sie etliche Arten des Fußballs; auch News zu den Frauenmannschaften, U21 oder zur Regionalliga lassen sich hier auswählen. Wenn Sie keine Lust auf Lesen haben, können Sie auch Videos unter *kicker.tv* schauen oder thematische *Audio-Podcasts* hören.

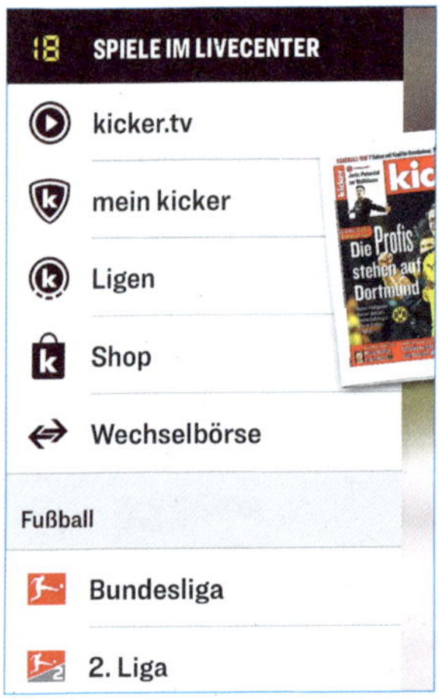

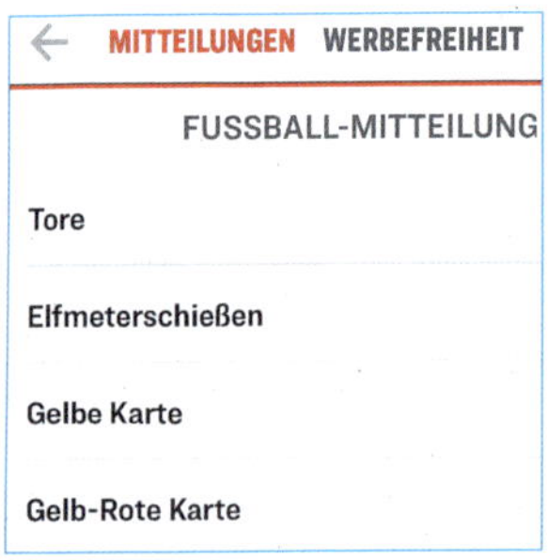

Auch für andere Sportarten interessant

Die App taugt auch als Newsquelle für Sportarten wie Formel 1, Handball, Football der NFL, Wintersport und mehr. Auch Olympia-News und sogar News zu eSports finden Sie in der kicker-App.

Ihre Mannschaften und Ligen im Fokus

Wählen Sie z.B. in einer Tabelle oder einem Spielplan eine Mannschaft aus und tippen Sie oben rechts auf das Wecker-Symbol: Nun können Sie die Mannschaft favorisieren. Unter *Menü > mein kicker* werden alle Infos und Tabellen zu Ihren Favoriten gesammelt und aufgelistet. Über das Icon oben rechts ist *mein kicker* anpassbar.

Ganz nah dran am Spiel

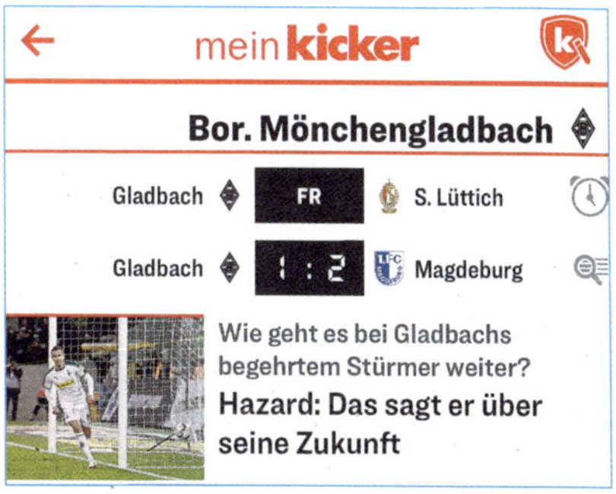
mein kicker
Bor. Mönchengladbach
Gladbach
FR
S. Lüttich
Gladbach
1 : 2
Magdeburg
Wie geht es bei Gladbachs begehrtem Stürmer weiter?
Hazard: Das sagt er über seine Zukunft

Über das *Wecker*-Symbol in *mein kicker* können Sie bestimmte Mannschaften für mobile Benachrichtigungen auswählen.
Unter *Menü > Einstellungen* (ganz unten!) legen Sie zudem fest, zu welchen Situationen Sie benachrichtigt werden wollen: Bereits bei jeder gelben Karte – oder lediglich zum An- und Abpfiff eines Spiels? Diese Einstellungen sind auch für Football-, Handball- und Basketball-Spiele verfügbar. Zudem können Sie sich zu *wichtigen Sportnachrichten* oder *Eilmeldungen* informieren lassen.

Einer von 82 Millionen Bundestrainern

Neben all den Neuigkeiten und dem Liveticker fördert kicker auch den Spielspaß. In einem *Managerspiel* können Sie Ihre Qualitäten beim Spielertransfer testen.

Alternativen

→ Sportschau

Die App für alle, die Sport im großen Umfang lieben. Besonders vorteilhaft ist, dass Sportschau natürlich auch viele Video- und Audio-Beiträge vorweisen kann, inklusive Live-Ticker und Tor-Alarm. (Android / iOS)

→ Onefootball

Eine tolle Alternative zur kicker-App bietet Onefootball. Die App versorgt Sie mit aktuellen Fußballnews und -videos. Neben Vereinsinformationen, Kaderlisten usw. finden Sie hier auch einen Live-Ticker sowie Live-Konferenzen. Alle Daten werden offline abgespeichert und sind somit auch ohne Internetverbindung zu lesen. (Android / iOS)

Kindle: E-Books auch ohne Lesegerät genießen

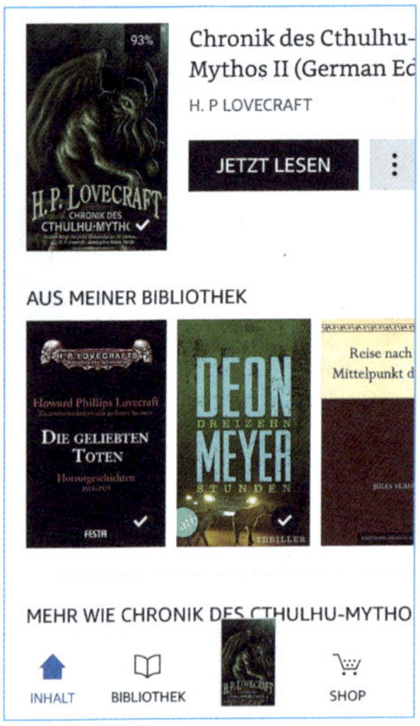

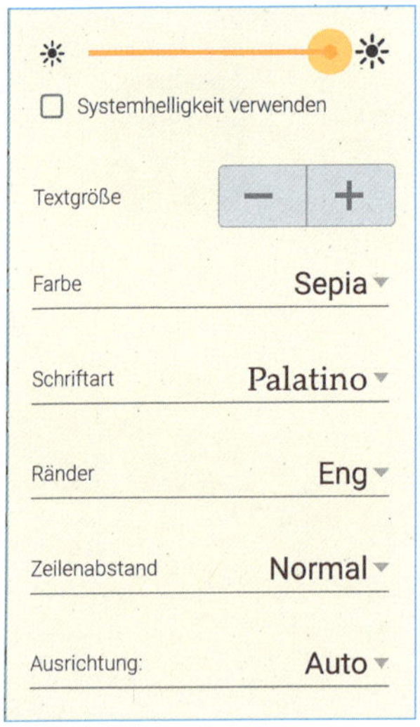

Wer an E-Books denkt, denkt meist automatisch an E-Book-Reader. Die haben den Vorteil eines nicht spiegelnden Displays und langer Akkulaufzeit – aber dennoch lassen sich E-Books auch sehr gut auf einem Smartphone oder Tablet lesen. Für Amazons Kindle etwa gibt es auch eine entsprechende App.

Moderne Bücher und kostenlose Klassiker

Lesen lassen sich mit der App alle E-Books, die sich auch auf einem Kindle-Gerät lesen lassen. Amazon bietet online eine enorme Auswahl an Büchern, die man dort kaufen kann.

Manche Bücher – vor allem jene Klassiker, die aufgrund ihres Alters ihr Copyright verloren haben – sind sogar kostenlos auf Amazon erhältlich. Man kann also durchaus auch E-Books lesen, ohne einen Euro auszugeben. Für die Nutzung ist aber ein Amazon-Konto notwendig.

E-Books ohne Internetverbindung lesen

In der *Bibliothek* der Kindle-App finden Sie sowohl *Alle* E-Books, die in Ihrem Amazon-Konto vorhanden, als auch nur die Bücher, die auf diesem Gerät *Heruntergeladen* sind. Mehr Bücher aus Ihrem Bestand laden Sie in die App herunter, wenn Sie diese antippen. Das Gute ist: Diese heruntergeladenen E-Books lassen sich auch ohne Internetverbindung lesen.

Nutzen Sie die Kindle-App auf mehreren Geräten – zum Beispiel auf einem Tablet, einem Smartphone und auf Ihrem Kindle-Gerät – lässt sich der aktuelle Lesestand sogar synchronisieren. Wenn Sie im Lesemodus oben auf *Aa* tippen, können Sie dann auch die Schriftgröße, die Hintergrundfarbe, den Schrifttyp und weiteres auswählen.

E-Books aus anderen Quellen laden

Das Geniale an der Kindle-App ist, dass damit auch E-Books aus anderen Quellen gelesen werden können.

Am einfachsten laden Sie ein solches E-Book wie folgt in die App: Wählen Sie in der App *Mehr > Einstellungen*. Unter *„Send to Kindle"-E-Mail-Adresse* finden Sie eine für Sie erstellte Mailadresse. Senden Sie das E-Book beispielsweise von Ihrem Computer oder aus einer E-Mail-App an diese Adresse. Nach einigen Minuten finden Sie das Buch in der Bibliothek.

Beachten Sie allerdings: Nur E-Books der Formats MOBI, AZW oder AZW3 funktionieren mit Kindle. Auch PDFs sind möglich, lassen sich aber nicht so komfortabel lesen.

Alternativen

→ Tolino

Auch den E-Book-Reader des deutschen Buchhandels, Tolino, gibt es als App für das Smartphone und Tablet. Das Gute hierbei ist, dass Sie aus einer Vielzahl an Buchhändlern wählen können, etwa Hugendubel, Thalia, Weltbild und Mayersche. Auch hier können Sie, ein Konto vorausgesetzt, Ihren Lesefortschritt mit einem Tolino-Gerät synchronisieren. (Android / iOS)

→ ReadEra

Komplett unabhängig von Plattformen ist die werbefreie App ReadEra. Von Vorteil ist hier, dass eine Vielzahl an E-Book-Formaten unterstützt werden – u. a. sowohl EPUB (für Tolino) als auch MOBI (für Amazon Kindle). (Android)

Pocket: Interessante Fundstücke später lesen

Wie oft stolpert man am Smartphone über Artikel, die man später in Ruhe lesen möchte! Die passende App hierfür: Pocket, übersetzt „Hosentasche“ oder „Ablage“. Genau das ist Pocket auch: Eine Ablage für alle Dinge, die Sie online finden.

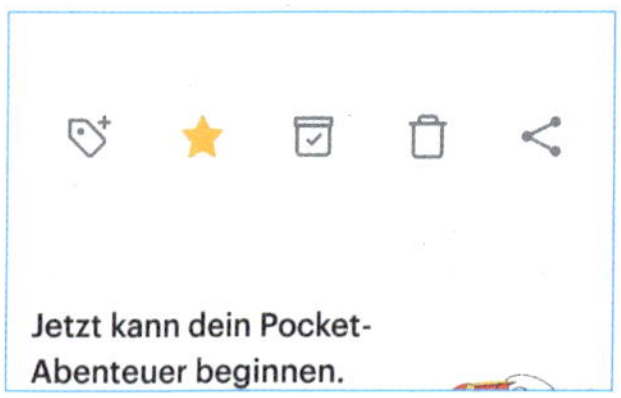

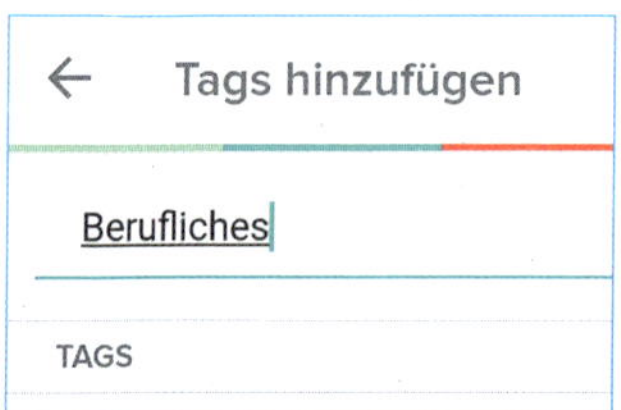

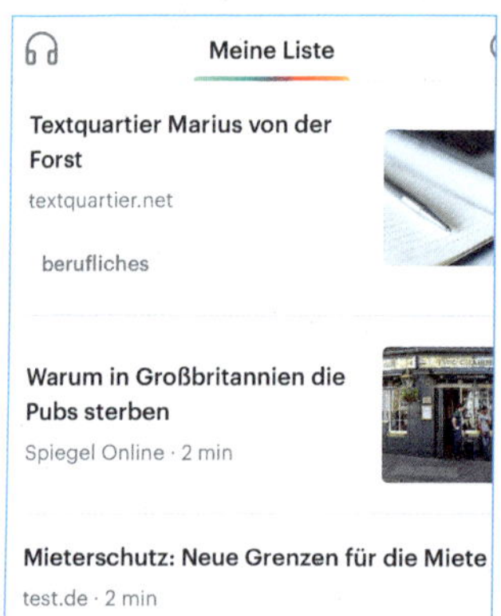

Sammeln, sortieren – und später lesen

Die App ist wie ein Verzeichnis von allem, was Sie zuvor bei Pocket gespeichert haben. Genauso, wie Sie auf Ihrem Smartphone etwa ein Foto an die Facebook-App oder Ihre E-Mail-App teilen, können Sie auch etwas mit der Pocket-App teilen – und dort dann dauerhaft abspeichern.

Beim Öffnen der App werden alle Fundstücke aufgelistet. Tippen Sie einen Eintrag etwas länger an, erscheint an dieser Stelle oder alternativ am unteren Rand ein kleines Menü. Hier können Sie Einträge archivieren (*Karton*-Symbol mit Häkchen), ganz löschen, mit anderen teilen, favorisieren (*Stern*-Symbol) oder mit einem Tag (*Anhänger*-Symbol) versehen. Tippen Sie letzteres an, erhalten Sie die Möglichkeit, *Kategorien* zu erstellen: Einfach einen entsprechenden Begriff eingeben und unter *Add New Tag* (iOS) bzw. *Neues Tag hinzufügen* (Android) abspeichern. So können Sie etwa alle beruflichen und privaten Fundstücke entsprechend trennen.

Synchronisation durch Nutzerkonto

Pocket ist nur mit einem Nutzerkonto zu verwenden. Das hat aber seine Vorteile, denn Sie können Pocket

sehr gut auf vielen Geräten verwenden. So können Sie nicht nur von überall auf die gesammelten Artikel zugreifen, sondern auch unabhängig vom Gerät neue hinzufügen.
Denn es gibt Pocket auch für Windows und macOS sowie als Browser-Erweiterungen für Firefox, Google Chrome und Co. Eine Liste an Erweiterungen und Anwendungen finden Sie unter getpocket.com/apps. So können Sie am Computer gefundene Artikel sehr elegant auf dem Smartphone weiterlesen – und umgekehrt.

Info

Teilen-Button auf iPhone und iPad: Bei iOS muss der Teilen-Button zunächst noch für Pocket aktiviert werden. Einfach den Browser (Safari) starten, eine Webseite Ihrer Wahl besuchen und dann unten in der Leiste auf den Teilen-Button tippen. Wischen Sie in der Liste an Anwendungen nach links, wählen Sie *Mehr*, fügen Sie Pocket zu der Teilen-Liste hinzu, und tippen Sie auf *Fertig*.

Alternativen

→ Instapaper

Diese App funktioniert ähnlich wie Pocket, eignet sich aber vor allem dazu, Onlinetexte angenehmer zu lesen. Wer keine Lust auf komplexe Webseiten-Designs und Werbung hat, kann Webartikel mit Instapaper wie ein E-Book darstellen lassen. (Android / iOS)

→ Raindrop.io

Eine weitere Lesezeichen-App ist Raindrop.io. Hier lassen sich alle Links auch mit eigenen Notizen versehen. Praktisch ist auch, dass Sie Lesezeichen-Exportlisten aus Ihrem Computerbrowser in diese App importieren können. (Android / iOS)

Screen Filter: Im Dunklen angenehmer lesen

Im Kinosaal oder im Bett noch schnell etwas nachschauen? Doch so dunkel das Display des Geräts auch eingestellt werden kann, es ist meist immer noch viel zu grell und blendend. Ein ungewollter Nebeneffekt gerade kurz vor dem Einschlafen: Blaues Licht lässt den Körper wieder wacher werden. So wird aus der Gute-Nacht-Lektüre schnell ein Muntermacher.

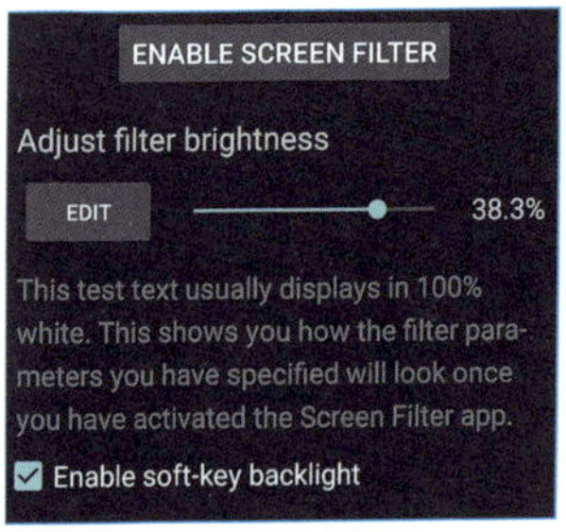

Die Frage lautet also: Wie bekommt man das Display noch dunkler? Die Android-App Screen Filter kann genau das. Solche Apps gibt es nicht für iOS. Der Grund: Apple gestattet Apps von Dritten nicht, so stark in das Betriebssystem eingreifen zu dürfen. Mit einem Trick gelingt es jedoch auch auf dem iPhone.

Mehr als die Einstellung für rötliches Licht

Manche Smartphones und Tablets haben heute schon ab Werk so einen zusätzlichen Dimmer: Samsung bietet beispielsweise im Menü des Benachrichtigungsbereichs einen sogenannten *Blaufilter* an, der das Display mit einem warmen, rötlichen Filter versetzt. Das soll beim Einschlafen helfen. Ein Nachteil dieser Funktionen ist aber, dass diese sich in der Regel nicht anpassen

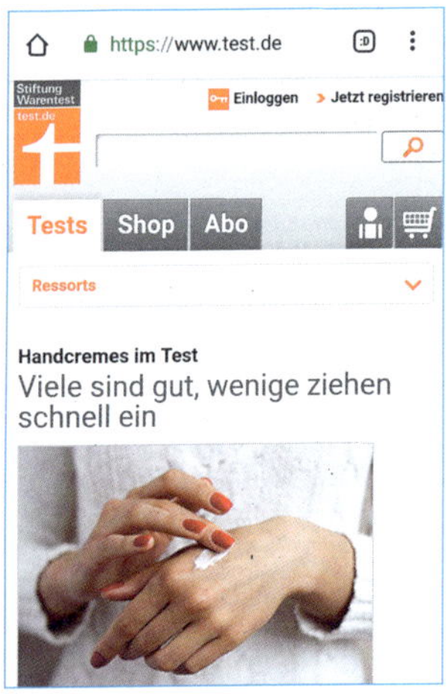

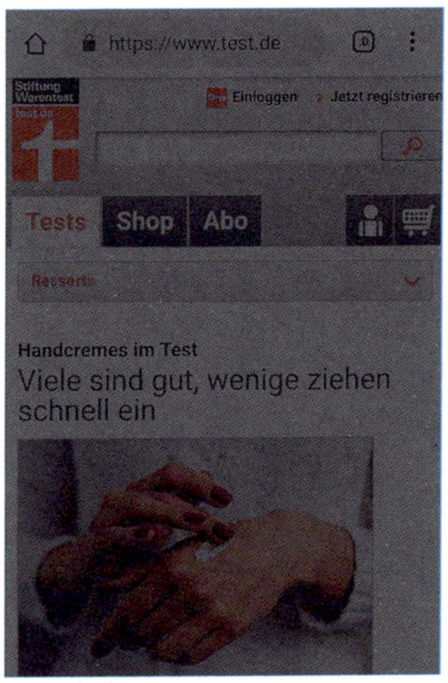

lassen. Bei Screen Filter geht genau das. Die App legt einen Filter über alles, was auf dem Display zu sehen ist.

Dimmer nach eigenen Wünschen einstellbar

Ist die App installiert, lässt sich der Dimmer immer ein- und ausschalten, wenn Sie das App-Icon antippen. Ist der Dimmer eingeschaltet, können Sie über den Benachrichtigungsbereich einstellen, wie stark gedimmt werden soll. Tippen Sie anschließend auf *Enable Screen Filter*, um die Änderungen anzunehmen.

Alternative

→ Display dimmen auf iPhone und iPad

Wie schon erwähnt, erlaubt Apple Apps mit solchen Funktionen nicht in seinem App Store. So funktioniert die extreme Dimmung aber auch ohne App:

Gehen Sie in Ihrem iPhone oder iPad in die **Einstellungen > Allgemein > Bedienungshilfen > Kurzbefehl**. Wählen Sie hier **Zoom**.

Gehen Sie wieder Zurück und dann im **Bedienungshilfen-Menü** auf **Zoom**.

Schalten Sie **Steuerung einblenden** an. Wählen Sie unter **Zoombereich** die Option **Vollbildzoom** und unter **Zoomfilter** die Variante **Dunkle Umgebung**.

Schalten Sie ganz oben im Menü den **Zoom** an. Das Display dunkelt nun ab. Tippen Sie auf die runde Steuerung (Controller), und ziehen Sie den Zoom-Regler komplett nach links (auf Minus).

Jedes Mal, wenn Sie nun die Home-Taste unten dreimal schnell drücken, wird der Zoom (der hier als Dimmer verwendet wird) ein- und ausgeschaltet.

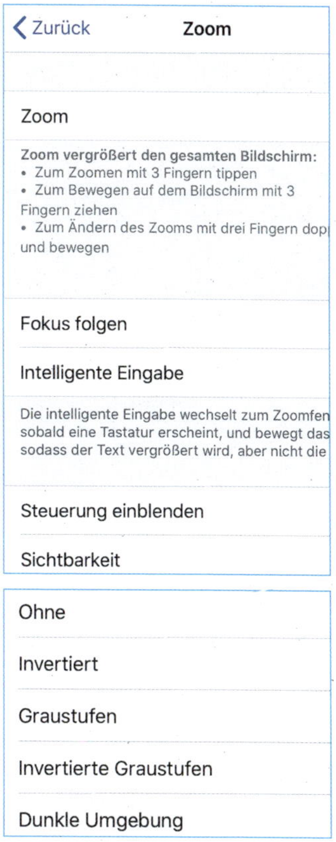

Praktisch für Shopping und Finanzen

Mal eben nach neuen Sachen oder Büchern stöbern und mit einem Klick einkaufen – das ist mit Smartphone oder Tablet ein Klacks. Außerdem erfahren Sie hier, wie Sie von unterwegs aus Ihre Finanzen verwalten und alle Versicherungen im Blick behalten.

Ihre digitale Brieftasche

Einkaufen von der Couch aus ist komfortabel. Mit Apps wie der von Ebay können Sie auch einfach und schnell selber zum Verkäufer werden. So schnell lässt sich Trödel zu Geld machen. Per Bezahl-App PayPal können Sie schnell und einfach Geld überweisen, auch ganz ohne Bankverbindung.

Bankkonto im Blick per Smartphone

Unterwegs mal eben den Kontostand checken oder gar eine Überweisung ausführen – das ist mit Apps für Online-Banking leicht gemacht.
Viele Banken bieten eigene Apps an. Soll die App aber die Konten mehrerer Institute verwalten, müssen Sie genau hinsehen. Immerhin vertrauen Sie hier einem App-Entwickler sehr sensible Daten an. Die Stiftung Warentest empfiehlt u. a. die App der Sparkasse. Sie lässt sich auch für andere Bankkonten verwenden.
Auch Versicherungen können mobil überblickt werden, etwa mit den Apps Clark sowie Knip.

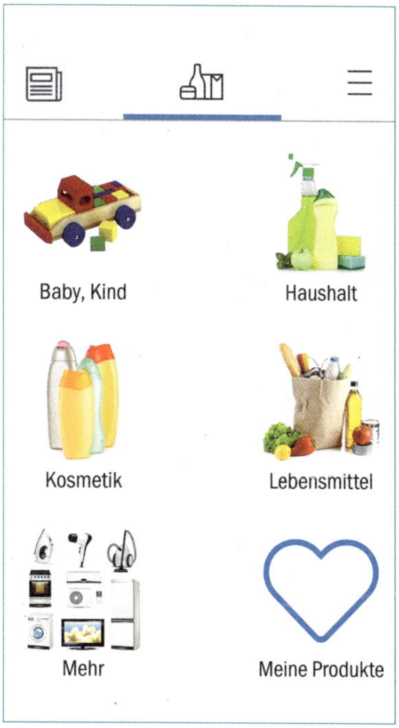

Praktische Helfer in Supermärkten

Mit der App CodeCheck können Sie noch im Laden kontrollieren, ob ein Lebensmittel wirklich vegan ist oder ein Drogerieprodukt kein Mikroplastik enthält. Probieren Sie es aus!

Ebay: Nicht benötigtes schnell verkaufen

Kleinanzeigen

Die Plattform Ebay ist ein wahrer Klassiker, wenn es um das Ein- und Verkaufen übers Internet geht. Über ebay.de lassen sich Waren entweder ganz normal kaufen oder per Auktion erwerben.

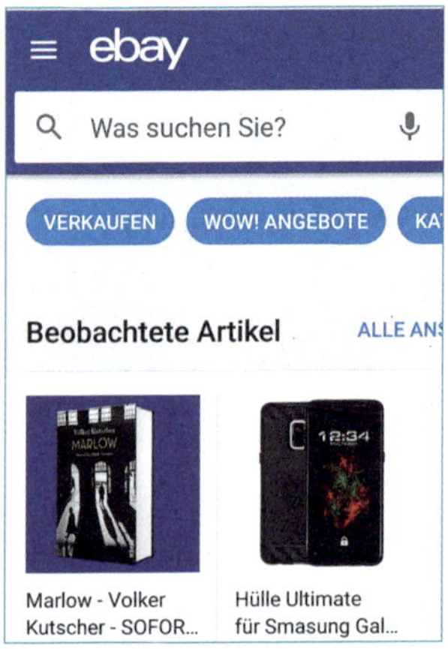

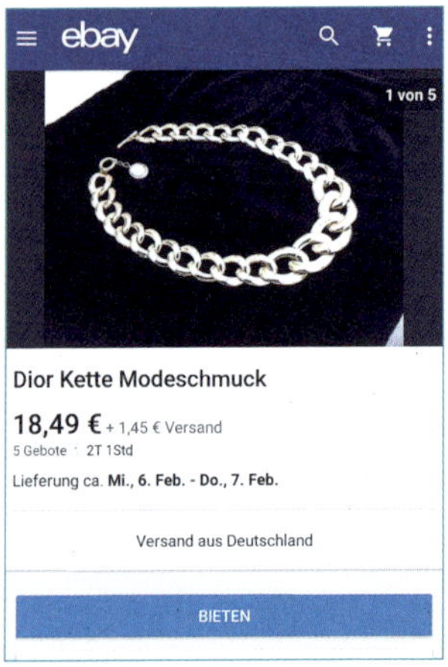

Auktionen unkompliziert von unterwegs

Spannend wird es, wenn Sie die eBay-App auf Ihrem Smartphone oder Tablet nutzen. Das hat den Vorteil, dass Sie nun jederzeit „mal eben" bei einer Auktion mitbieten können, bevor diese ausläuft – auch dann, wenn Sie gerade in der Bahn sind oder auf dem Weg in die Mittagspause.

15 Minuten vor Auktionsende erhalten Sie zur Info eine kurze Benachrichtigung, sofern Sie eine bestimmte Auktion mit *Beobachten* markiert haben.

Unter *Gespeichert* könne Sie Suchanfragen erstellen und jederzeit überprüfen und verwalten – beispielsweise für seltene Fundstücke, nach denen Sie schon seit Längerem suchen.

Mobil kaufen, mobil bezahlen

Kaufen Sie ein Produkt per *Sofort kaufen* oder haben Sie etwas Schönes bei einer Auktion ersteigert, können Sie den Kauf direkt am Smartphone oder Tablet abschließen.

Nutzen Sie den Online-Bezahldienst PayPal und bietet der Verkäufer diese Bezahloption ebenfalls an, können Sie sogar direkt am Gerät bezahlen (siehe „PayPal", S. 134). Die Bezahlung ist direkt in der eBay-App möglich. Dem Versand steht dann nichts mehr im Wege.

Ausmisten und per Smartphone verkaufen

Genial ist die eBay-App, wenn es um das Verkaufen geht. Fotos mit der Kamera aufnehmen, diese auf den Computer laden, am PC das Objekt beschreiben – all das können Sie inzwischen direkt am Smartphone machen.

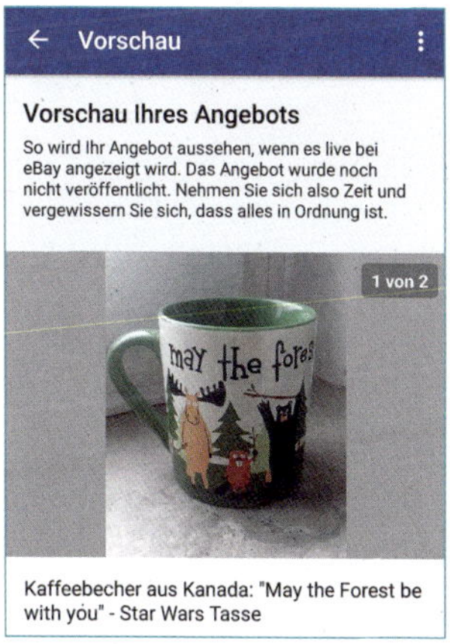
Vorschau
Vorschau Ihres Angebots
So wird Ihr Angebot aussehen, wenn es live bei eBay angezeigt wird. Das Angebot wurde noch nicht veröffentlicht. Nehmen Sie sich also Zeit und vergewissern Sie sich, dass alles in Ordnung ist.
1 von 2
Kaffeebecher aus Kanada: "May the Forest be with you" - Star Wars Tasse

Der Flohmarkt per App: ebay Kleinanzeigen

Die separate App ebay Kleinanzeigen (nutzbar mit separatem Nutzerkonto) funktioniert wie ein Flohmarkt. Hier wird nicht geboten, sondern um den Preis gefeilscht. Die Ware kann meist direkt abgeholt werden.

Alternativen

→ Shpock

Ein wenig lokaler ist die Flohmarkt-App Shpock. Hiermit lassen sich ebenfalls Dinge, die man nicht mehr braucht, zum Verkauf anbieten – doch Shpock orientiert sich dabei vermehrt an Ihrer örtlichen Umgebung. Gebrauchtmöbel, Spielzeug und mehr werden nach der Entfernung zum eigenen Standort aufgelistet. So wird der Verkauf entspannter, persönlicher und ist auch noch versandkostenfrei. (Android / iOS)

→ Kleiderkreisel

Wie der Name vermuten lässt, geht es in dieser App um den Verkauf von Second-Hand-Kleidung. Das Weiternutzen von gut erhaltenen Sachen ist weit nachhaltiger als der Wegwerftrend bei preiswerten Produkten. Gut ist zudem, dass bei Kleiderkreisel keine Verkaufsprovision anfällt. Eine Geld-zurück-Garantie wie mit der PayPal-Bezahlung bei Ebay gibt es hier aber nicht. Empfehlenswert ist deshalb der Vor-Ort-Verkauf bei Ihnen in der Umgebung. Für Eltern gibt es sogar noch eine spezielle Variante der App: Mamikreisel. (Android / iOS)

Sparkasse: Einfaches Onlinebanking

Im Test von 38 Banking-Apps schnitt die App der Sparkasse sowohl unter Android als auch auf dem iPhone am besten ab (Finanztest 10/2018). Mit ihr können Sie Ihre Bankkonten von mehreren Instituten verwalten – auch dann, wenn Sie dort gar kein Kunde sind. Ebenfalls gute App-Anbieter waren Banking 4 sowie Finanzblick.

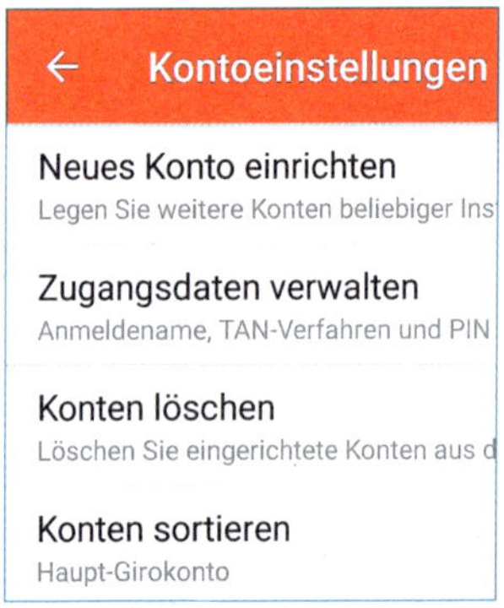

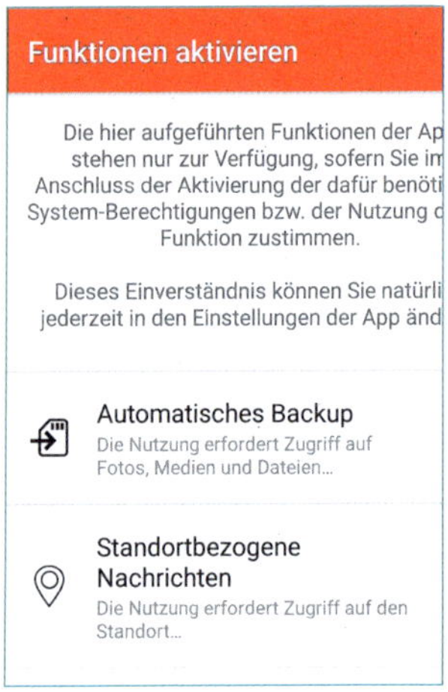
Funktionen aktivieren
Die hier aufgeführten Funktionen der Ap stehen nur zur Verfügung, sofern Sie im Anschluss der Aktivierung der dafür benöti System-Berechtigungen bzw. der Nutzung d Funktion zustimmen.
Dieses Einverständnis können Sie natürli jederzeit in den Einstellungen der App änd
Automatisches Backup
Die Nutzung erfordert Zugriff auf Fotos, Medien und Dateien...
Standortbezogene Nachrichten
Die Nutzung erfordert Zugriff auf den Standort...

Sicherheit an erster Stelle

Beim Appstart müssen Sie zunächst ein Passwort festlegen, das Sie aus Sicherheitsgründen immer wieder eingeben müssen, wenn Sie die App ein paar Minuten nicht verwendet haben. Selbstverständlich sollte es sich bei diesem Passwort nicht um eine Bank-PIN oder ein Onlinebanking-Passwort handeln.

Bei der ersten Kontoeinrichtung müssen Sie der App ein paar Rechte gewähren. Ablehnen sollten Sie hingegen den *Standort* sowie (unter Android) die Weitergabe Ihrer anonymisierten App-Nutzung für die Verbesserung und Weiterentwicklung der App.

Bankkonten einfach der App hinzufügen

Haben Sie die BIC oder BLZ Ihres Bankinstituts eingegeben, können Sie mit Tipp Ihr erstes *Konto einrichten*. Hierzu benötigen Sie die Anmeldedaten, wie Sie sie auch für das Onlinebanking nutzen.

Ob Sie das Onlinebanking-Passwort dauerhaft speichern wollen, müssen Sie selber entscheiden. Ihr zuvor eingerichtetes App-Passwort schützt bereits gegen Missbrauch, aber es spricht auch nichts gegen doppelte Sicherheit.

Sind Ihrem Bankkonto mehrere Unterkonten integriert (z. B. eines für Tagesgeld), können Sie diese im nächsten Schritt auswählen. Möchten Sie weitere Konten hinzufügen, wählen Sie oben links auf das *Menü*-Icon > *Finanzstatus* > *Bearbeiten* unten links (Stift- bzw- Zahnrad-Icon) > *Neues Konto einrichten*.
Hier können Sie auch Ihre *Konten sortieren*. Das oberste Konto wird automatisch als *Startseite* festgelegt. Um von dieser auf die Liste aller Konten zu gelangen, wählen Sie *Menü* > *Finanzstatus*.

Überweisungen per QR-Code oder Foto

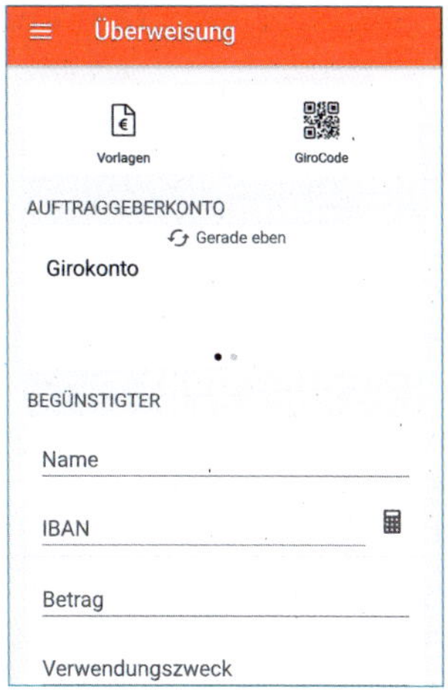

Tippen Sie ein Konto an, erhalten Sie die Liste aller Umsätze. Per Wisch nach links oder rechts wechselt das Konto.
Unten gelangen Sie per Button direkt zum Bereich *Banking* oder können eine *Überweisung* tätigen. Hier erhalten Sparkassen-Kunden den Bonus, alle benötigten Daten über das Fotografieren eines Überweisungsträgers in das Formular zu übertragen.
Das Scannen von QR-Codes, die Kontodaten beinhalten, kann hingegen jeder App-Nutzer. Überweisungs-Vorlagen werden aber nicht von Ihren Bankkonten übertragen, sondern müssen hier neu angelegt werden.

Alternative

→ **Finanzblick**

Für diese Multibank-App gab es in der Untersuchung das Qualitätsurteil gut (Finanztest 10/2018). Im Gegensatz zur Sparkassen-App ist sie werbefrei und bietet allen Kunden eine Foto-Überweisung. Auch die Auslese von Überweisungsdaten von Rechnungen und Überweisungen ist für alle Nutzer möglich. Zudem können Sie mit der App auswerten, für welche Zwecke Sie hauptsächlich Geld ausgegeben haben. (Android / iOS)

PayPal: Geld bargeldlos senden

Mal eben Geld senden, das ist mit PayPal schnell gemacht. Gegenüber einer klassischen Banküberweisung ist dieses Verfahren viel schneller. Der Vorteil: Sie müssen sich statt einer langen IBAN nur die Mail-Adresse des Empfängers merken.

Mal eben Geld leihen

PayPal ist vielen von der Bezahlung von Ebay-Händlern oder diversen Onlineshops bekannt. Aber auch für die private Sendung von Geld ist der Bezahldienst praktisch – und gebührenfrei.
Plant ein Freund oder eine Freundin ein Gemeinschaftsgeschenk oder streckt Kosten für ein Taxi oder die Pizzabestellung vor, können Sie Ihren Anteil per PayPal bargeldlos begleichen.
So geht's:

1 Besorgen Sie sich die E-Mail-Adresse, mit der die Person, die das Geld empfangen soll, bei PayPal angemeldet ist. Dies ist zugleich auch sein oder ihr Benutzername.

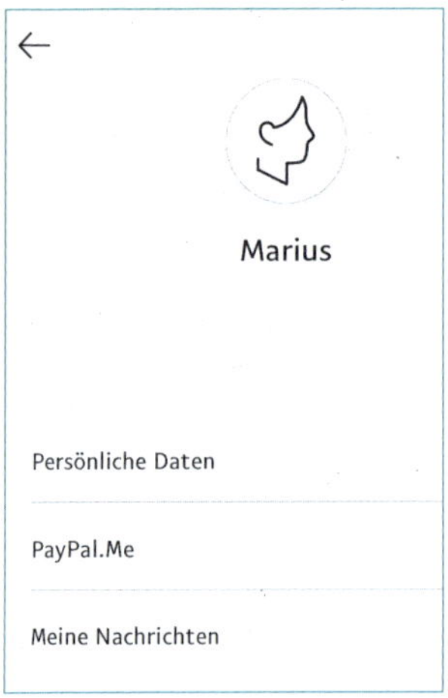

2 Öffnen Sie Ihre PayPal-App und loggen Sie sich dort mit Ihrem PayPal-Konto ein. Beachten Sie, dass Sie sich nach einer Weile wieder automatisch ausloggen. Das ist vielleicht nervig, dafür aber sicherer. So kann kein Unbefugter einfach mit Ihrem Smartphone Geld versenden.

3 Tippen Sie unten am Rand auf *Senden*.

4 Tippen Sie auf den Empfänger, wenn sich dessen Adresse bereits in Ihrer Kontaktliste befindet (z. B. aufgrund früherer Bezahlungen).

5 Ist die Mailadresse des Empfängers noch nicht vorhanden, fügen Sie dessen PayPal-Adresse in dem Suchfeld oben ein und tippen Sie auf *Weiter*.

6 Geben Sie nun die Summe ein, die Sie übermitteln möchten. Für 10 Euro beispielsweise müssen Sie für die Nachkommastellen auch noch zwei Nullen eingeben. Tippen Sie auf *Weiter*.

7 Sie gelangen nun zur Übersicht vor dem Sendevorgang. Hier können Sie noch eine persönliche Nachricht an Ihren Freund oder Ihre Freundin eintragen. Auch können Sie wählen, woher PayPal das Geld nehmen soll – von welchem Bankkonto oder ggf. vom Guthaben, das bereits auf PayPal vorliegt.

8 Nun haben Sie die Wahl zwischen zwei Optionen. *Geld an Freund und Familie senden* ist ohne Käuferschutz, aber auch gebührenfrei. Bei Überweisungen an Händler (etwa für Ebay), sollten Sie *Waren und Dienstleistungen* wählen. Falls die Lieferung nie ankommt, erhalten Sie das Geld zurück. Sie kostet das nichts, der Verkäufer zahlt eine geringe Gebühr für den Geldeingang.

9 Abschließend tippen Sie auf *Jetzt senden*. Der Empfänger erhält das Geld unmittelbar und kann dieses dann auf sein Referenz-Bankkonto auszahlen.

10 Erhalten Sie von Freunden Geld, liegt auch das zunächst auf Ihrem PayPal-Konto. Vergessen Sie nicht, es auf Ihr „echtes" Konto zu verschieben!

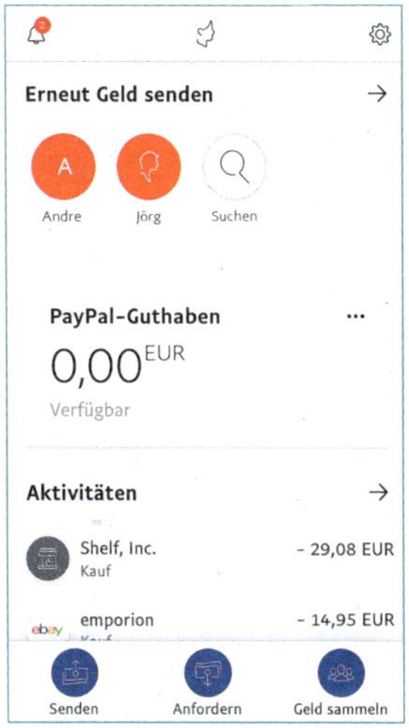

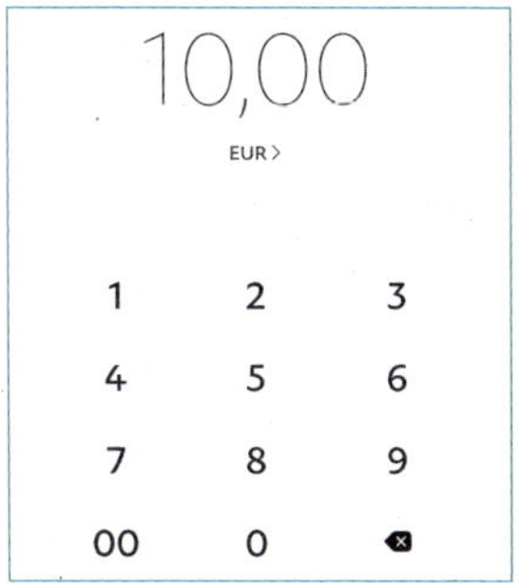

Alternative

→ Kwitt

Auch die Sparkassen sowie die Volksbank haben ein eigenes, gemeinsames System für das bargeldlose Bezahlen abseits der normalen Überweisung. Kwitt finden Sie als Funktion in den Apps VR-Banking und Sparkasse Ihre mobile Filiale (siehe „Sparkasse: Einfaches Onlinebanking", S. 132). (Android / iOS)

CodeCheck: Kosmetik, Lebensmittel & Co. bewusster kaufen

Die CodeCheck-App hilft dabei, Lebensmittel, Drogerieprodukte, Kleidung und Spielzeug beim Einkaufen genauer unter die Lupe zu nehmen. Noch im Laden, vor dem Kauf, kann die App Sie darüber informieren, ob ein Lebensmittel vegetarisch oder laktosefrei, zu viel Zucker oder Fett enthält oder aus umweltschädigenden Stoffen wie Silikonen, Mikroplastik oder Palmöl produziert wurde.

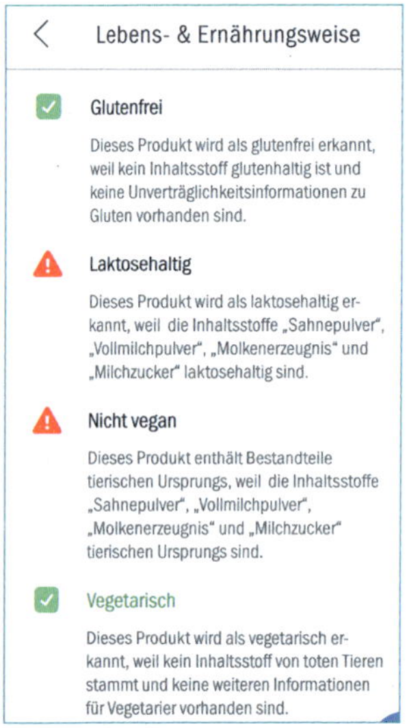

Lebens- & Ernährungsweise
Glutenfrei
Dieses Produkt wird als glutenfrei erkannt, weil kein Inhaltsstoff glutenhaltig ist und keine Unverträglichkeitsinformationen zu Gluten vorhanden sind.
Laktosehaltig
Dieses Produkt wird als laktosehaltig erkannt, weil die Inhaltsstoffe „Sahnepulver", „Vollmilchpulver", „Molkenerzeugnis" und „Milchzucker" laktosehaltig sind.
Nicht vegan
Dieses Produkt enthält Bestandteile tierischen Ursprungs, weil die Inhaltsstoffe „Sahnepulver", „Vollmilchpulver", „Molkenerzeugnis" und „Milchzucker" tierischen Ursprungs sind.
Vegetarisch
Dieses Produkt wird als vegetarisch erkannt, weil kein Inhaltsstoff von toten Tieren stammt und keine weiteren Informationen für Vegetarier vorhanden sind.

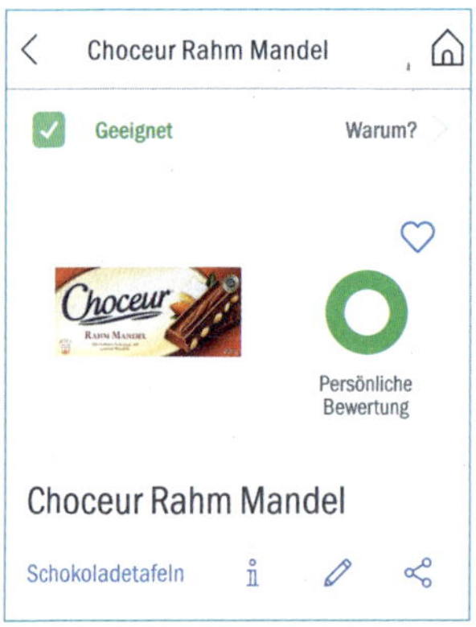

Tipps zu Nachhaltigkeit und Co. beim Start

Beim Appstart gelangen Sie in den Newsbereich. Hier finden Sie Tipps, Beachtungs-Hinweise, Neuigkeiten und mehr zum Thema. Tippen Sie oben auf *Alle News*, können Sie diese auch nach Umwelt- oder Ernährungsthemen filtern.

Barcode scannen für alle Produkt-Infos

Das wirklich Geniale an der App ist aber ihr Scanner: Tippen Sie dafür einfach unten in der App auf den *Scan*-Button und halten Sie die Kamera Ihres Smartphones auf den Barcode einer Produktverpackung. Dafür müssen Sie beim ersten Mal die Kameraberechtigung erteilen. Die Umkreissuche brauchen Sie jedoch nicht zwingend freigeben. Bei schlechtem Licht können Sie beim Scannen den Blitz einschalten.
Ist kein Barcode vorhanden, können Sie oben auch per Eingabe nach einem *Produkt suchen*. Diese finden Sie übrigens auch, wenn Sie oben (Android) bzw. unten (iOS) den Bereich *Produkte* (das Lebensmittel-Icon) anwählen.

Die einzelnen Produkte werden mit Foto und diversen Hinweisen zu Inhaltsstoffen oder Ernährungs-/Lebensweisen (wie z. B. vegetarisch) vorgestellt. Tippen Sie hier jeweils auf *Mehr Informationen*, erfahren Sie Details darüber, warum eine Zahnpasta beispielsweise mit *Bedenklich* eingestuft wurde.

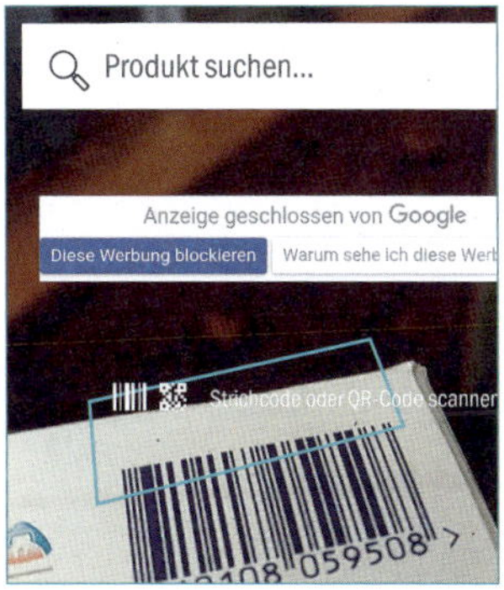

Sammlung Ihrer Produkte

Unter *Meine Produkte > Zuletzt angesehen* finden Sie den Verlauf aller gescannten oder angesehenen Produkte. Tippen Sie bei einem Produkt auf das *Herz*-Symbol, finden Sie es hier unter *Favoriten*.

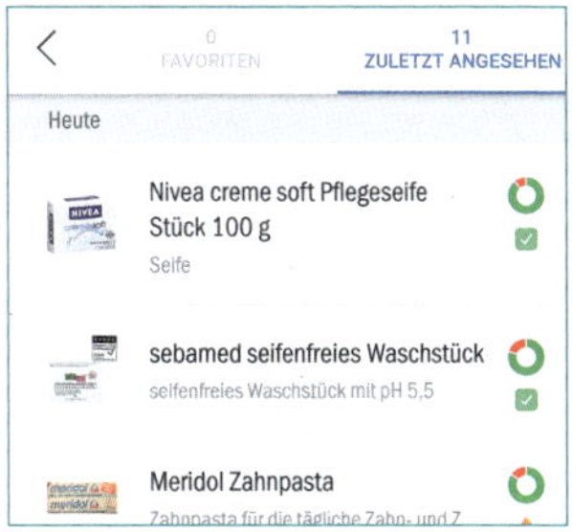

So personalisieren Sie die App

Die Personalisierung hilft, noch bessere Ergebnisse zu erhalten. Vorgenommen wird diese unter *Einstellungen* (Icon mit drei Stichen) *> Mein Profil*. Wenn Sie den Bereich das erste Mal besuchen, werden Sie gebeten, ein Onlinekonto anzulegen. Mit *Überspringen* oben gelangen Sie direkt in Ihr Offline-Profil.

Nun können Sie genau angeben, wovor Sie die App am meisten warnen sollte. Stellen Sie Ihre Präferenzen genau ein, denn so erhalten Sie z. B. als Veganer eine Warnung bei einer Schokolade, die sonst als *Unbedenklich* markiert wurde.

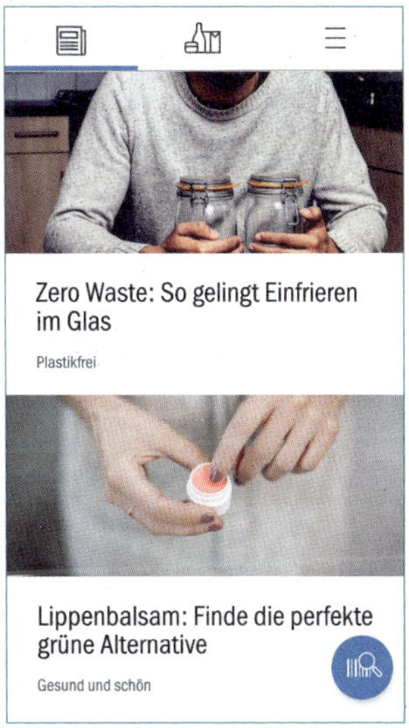

Auf bestem Weg zu bewussterem Konsum

CodeCheck kann nicht zaubern, manchmal unter- oder übertreibt die App. Ob Aromen wirklich natürlich sind oder Glycerin in Drogerieprodukten Palmöl enthalten könnten, kann die App nicht erraten. Die fraglos beeindruckenden Funktionen helfen aber dabei, viel bewusster einzukaufen.

Clark: Versicherungen verwalten und wechseln

Haben Sie eine Haftpflichtversicherung? Gut! Aber bezahlen Sie vielleicht zu viel als nötig? Das Thema Versicherungen ist für manche ein Buch mit sieben Siegeln. Wie bei Immobilien kann man sich auch bei diesem Thema die richtige Police von einem Makler vermitteln lassen.

Makler-Apps in der Praxis

Oder man greift zu einer Makler-App. Finanztest untersuchte sieben solcher Apps, die die Aufgaben des tatsächlichen Maklers übernehmen. Zudem können Sie in der App immer den aktuellen Stand zu Ihren Versicherungen sehen und können Policen digital einsehen. Die Apps Clark und Knip schnitten gut ab (Finanztest 10/2017).

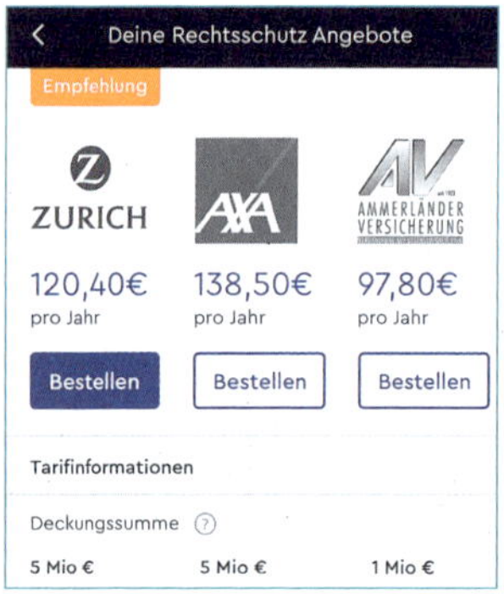

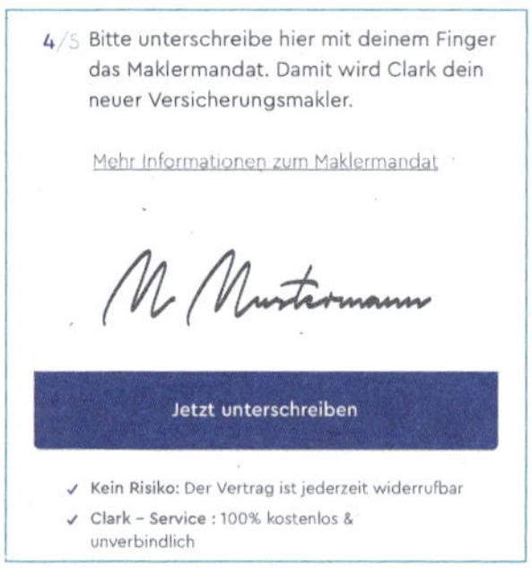

Die kostenlose App Clark finanziert sich wie ein echter Makler durch den Erhalt einer Courtage bei erfolgreicher Versicherungsvermittlung. Transparent können Sie bei jedem über die App getätigten Abschluss sehen, wie viel die Entwickler an dem Geschäft verdienen.

Ihre digitale Identität

Nach dem Start der App müssen Sie per Handynummer und einem Code, den Sie per SMS erhalten, Ihre Identität verifizieren. Im zweiten Schritt geben Sie alle Versicherungstypen sowie die jeweiligen Versicherungsgesellschaften an. Die genauen Policen sind hier zunächst nicht notwendig. Schließlich geben Sie Ihre Kontaktdaten an und erteilen Clark ein Maklermandat. Hierfür unterschreiben Sie ganz einfach mit dem Finger auf dem Touchscreen Ihres Smartphones.

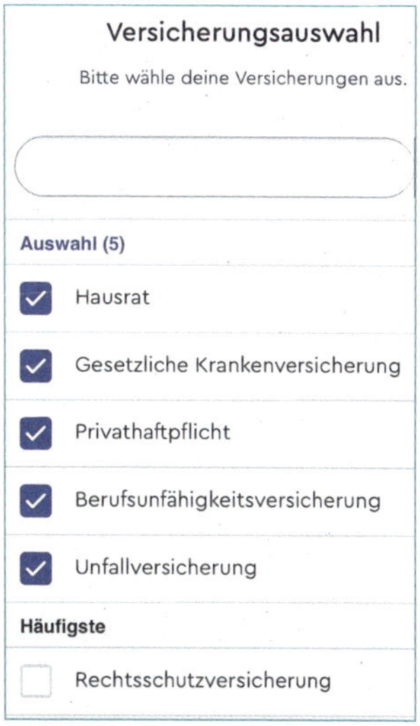

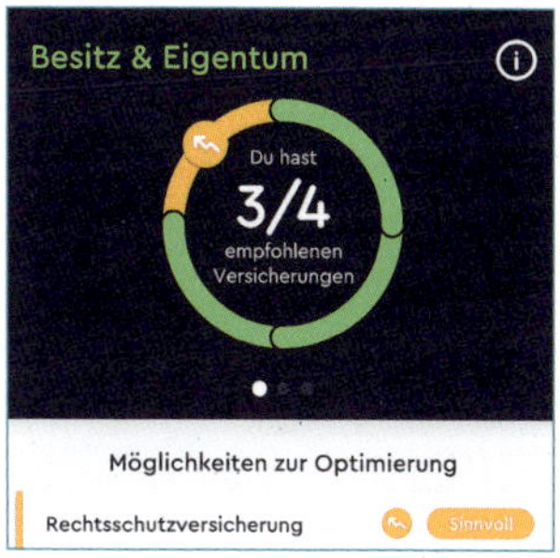

Alle Policen jederzeit einsehbar

Zunächst einmal dient die App als zentraler Knotenpunkt all Ihrer bestehenden Versicherungen. Alle Infos zu Ihren Policen finden Sie in der App auf dem Smartphone oder Tablet.

Möchten Sie beispielsweise kurz vor Ihrem Urlaub noch schnell checken, ob Ihr Reiseziel auch von Ihrer Auslandsreise-Krankenversicherung unterstützt wird, brauchen Sie dafür keinen Ordner aus dem Regal hieven. Alles finden Sie in der App. Haftpflichtschäden können Sie etwa direkt in Clark melden, die App leitet es an die Versicherung weiter. Auch an eine geplante Police-Kündigung erinnert Sie die App rechtzeitig.

Clark überprüft auch, ob Ihr Versicherungsschutz ausreichend ist. Fehlt z.B. eine wichtige Versicherung, weist die App Sie darauf hin.

Und nicht zuletzt gibt die App Vorschläge, sollte eine Ihrer Policen im Vergleich zu anderen zu teuer oder unvollständig erscheinen. Der Wechsel von Policen klappt mit wenigen Tipps in der App.

Die „Beratung" funktioniert aber nicht nur rein automatisiert: Per Textchat können Sie auch mit Beratern persönlich sprechen.

Alternative

→ Knip

Die Makler-App Knip, mit Sitz in der Schweiz, war im Test gleichauf mit Clark (Finanztest 10/2017). Diese funktioniert im Grunde genauso, bietet zudem aber auch Telefonsupport an. Hier erhalten Sie das Maklermandat automatisch per PDF. Und falls Sie lieber alles im PC-Ordner aufbewahren, können Sie alle Ihre Policen als PDF herunterladen. (Android / iOS)

Perfekt für die Produktivität

Das Büro in der Hosentasche: Apps können Ihnen dabei helfen, Dinge zu planen und sich zu organisieren. Sie haben Ihr Smartphone immer dabei, da ist es als Kalender oder To-Do-Liste wie geschaffen. Texte, Fotos und Unterlagen sind alle in der Cloud – und von überall erreichbar.

Gut organisiert

Das Büro in der Cloud: mit Onlinespeichern wie Google Drive haben Sie alle Unterlagen online gespeichert und können diese von überall einsehen oder bearbeiten. Zudem lassen sich Texte direkt schreiben – von über all aus und parallel von mehreren Kollegen oder Freunden.

Digitale Klebezettel

Dinge im Team zusammentragen können Sie mit Apps wie Trello, Evernote oder OneNote von Microsoft. Diese sind für produktive Momente wie geschaffen. Auch für sich allein eignen sich die Apps, um Informationen oder Ideen zu sammeln und zu sortieren.

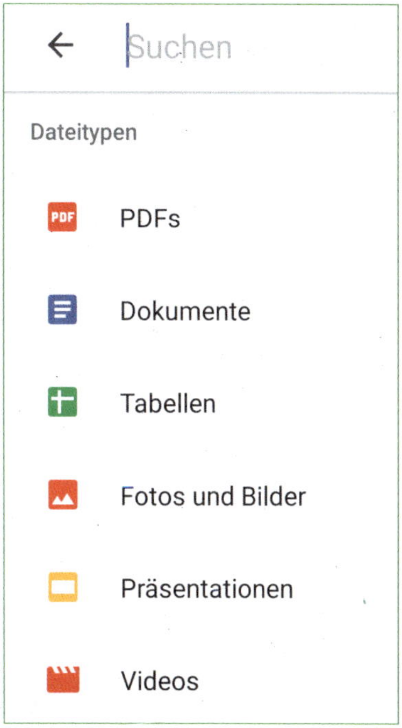

Erinnerungen für Termine und Aufgaben

Der Vorteil von Smartphones gegenüber Kalendern in Buchform: Die digitalen Varianten, etwa Apps wie Google Kalender, erinnern Sie selbstständig – auf Wunsch auch in Serienterminen.

E-Mail-Apps, die mehr können

Die Standard-Apps sind im Funktionsumfang oft recht eingeschränkt. Wir stellen Ihnen K-9 Mail für Android sowie Airmail für iOS vor. Ein Blick auf deren Zusatzfunktionen lohnt.

Google Kalender: Alle Termine im Blick

Ein Smartphone oder Tablet ist als Terminkalender wie geschaffen: Sie haben es immer dabei und können sich rechtzeitig an einen bevorstehenden Termin erinnern lassen. Besonders bewährt hat sich hier der Google Kalender.
In der Kalender-App können Sie zwischen verschiedenen Ansichten wählen, auf einen Schlag einen ganzen Monat überblicken oder aber auch nur einen einzelnen Tag. Auch eine reine Auflistung aller Termine ist möglich.

Termine kinderleicht erstellen

Einen neuen Termin erstellt man, indem man an die gewünschte Stelle im Kalender oder alternativ auf das Plus-Symbol unten rechts tippt. Hier können Sie auch genau festlegen, wann genau Sie an den Termin erinnert werden möchten. Auch wiederkehrende Termine wie z. B. jährliche Geburtstage lassen sich erstellen, wenn Sie auf *Weitere Optionen... > Einmalig* tippen und den Turnus *Jährlich* auswählen. Übrigens: Über das Plus-Symbol erhalten Sie auch die Möglichkeit, statt Termine Erinnerungen oder Ziele zu erstellen. Bei letzterem erinnert Sie die App in Ihren freien Stunden z. B. immer daran, mehr Sport zu machen.

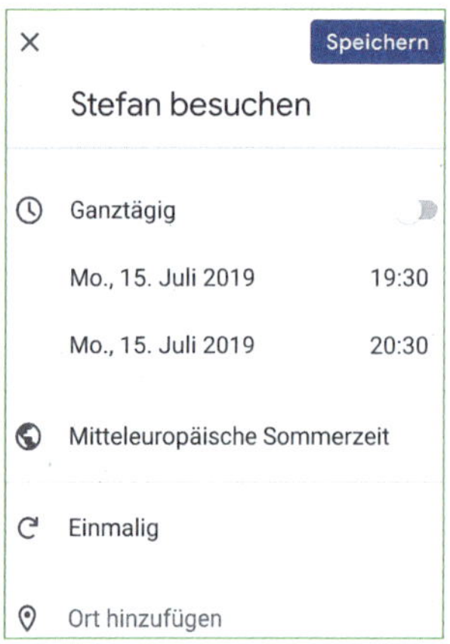

Beachten Sie, dass für die Nutzung der App ein Google-Konto benötigt wird. Wenn Sie ein Android-Gerät nutzen, haben Sie ja ohnehin bereits eines. Der Vorteil ist aber dann, dass Sie den Kalender über sämtliche Geräte synchronisieren können. Auch über Ihren Computerbrowser können Sie mit der Adresse calendar.google.com auf Ihren Kalender zugreifen. Das ist auch notwendig, denn die App wurde so gestaltet, dass Sie überaus schlank ist; manche Einstellungen lassen sich nur über den Browser vornehmen.

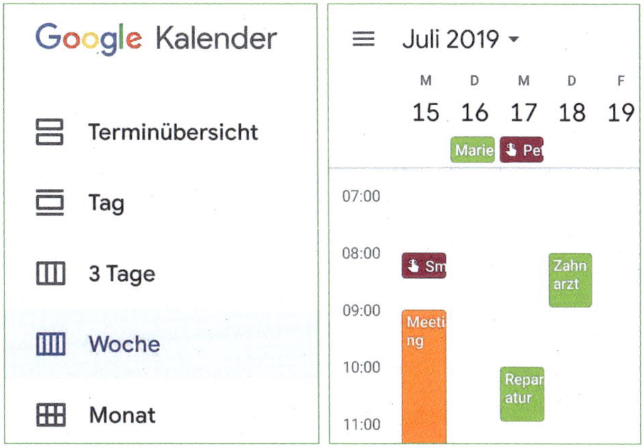

Einen gemeinsamen Kalender erstellen

Möchten Sie weitere Kalender erstellen (z. B. einen für die Familie) müssen Sie dafür unter calendar.google.com auf das *Zahnrad*-Symbol oben rechts klicken und *Einstellungen > Kalender hinzufügen > Neuer Kalender* wählen. Ist dieser betitelt und erstellt, können Sie den Kalender dann *Für bestimmte Personen freigeben*. Fügen Sie hier die E-Mail-Adressen der Google-Konten aller Beteiligten hinzu. Von nun an können alle über die App den gemeinsamen Kalender nutzen.

Alternativen

→ TimeTree

Insbesondere für die Terminplanung unter Arbeitskollegen erweist sich der TimeTree als großartige Alternative. Die App ist bewusst für die gemeinsame Arbeit ausgelegt. Beispielsweise über einen eigenen Posteingang können Termine zugewiesen und kommentiert oder ergänzt werden. (Android / iOS)

→ Doodle

Den Klassiker der Terminfindung gibt es auch als App. Wer aus beruflichen oder privaten Gründen mit Freunden oder Kollegen oft Termine vereinbaren muss, kann das am elegantesten über die mobile App. (Android / iOS)

When.Do: Die Immer-Dabei-Aufgabenliste

Smartphones sind dem Knoten im Taschentuch in vielerlei Hinsicht überlegen. Überzeugen Sie sich: für Android empfiehlt sich etwa die App To Do List, Tasks, Notes & Reminders – When.Do.

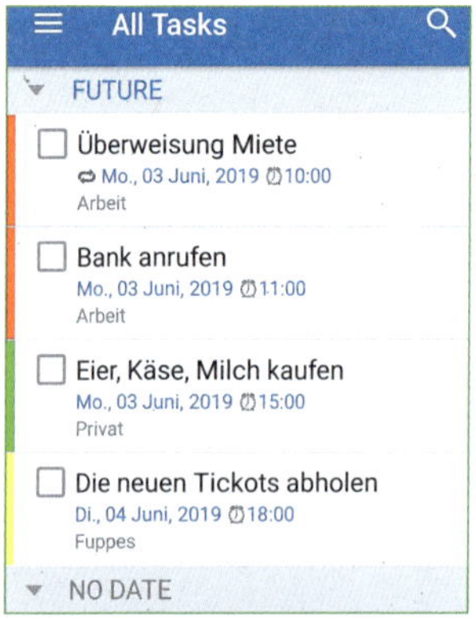

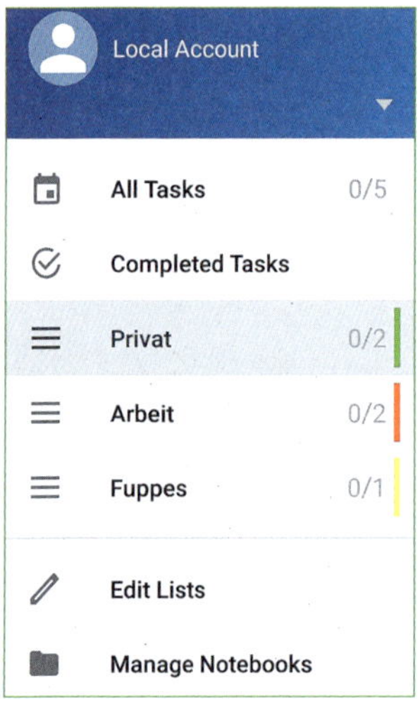

Neue Erinnerungen und Aufgaben anlegen

Erinnerungen lassen sich in When.Do unten in der App über den Plus-Button anlegen. Tragen Sie in das Feld *Title* die gewünschte Erinnerung ein und bestätigen Sie oben rechts per Icon mit dem einzelnen *Häkchen*.

Uhrzeiten und Wiederhollungen festlegen

Oder Sie versehen die Aufgabe per *Due Date, Reminder & Repeat* noch mit einem Fälligkeitstermin (die Umstellung auf das 24-Stunden-Format erhalten Sie, wenn Sie aus der Listenansicht *Menü* oben links *> Settings > 24-hour-Format* wählen).

Wenn Sie eine Uhrzeit hinzufügen, wird diese automatisch auch als Erinnerungszeitpunkt genutzt. Möchten Sie aber aus irgendeinem Grund lieber früher an die Aufgabe erinnert werden (ohne aber die Fälligkeit vorzuverlegen), tippen Sie auf *Remind on time* und wählen einen entsprechend früheren Zeitpunkt.

Auch können Sie hier festlegen, dass sich eine Aufgabe wiederholt, sobald sie erledigt ist. Möchten Sie sich beispielsweise jeden Monat daran erinnern, etwas bestimmtes zu überweisen, tippen Sie auf *Set Repeat Frequency > Monthly*.

Unter *Custom...* können Sie auch ganz individuelle Einstellungen festlegen (z. B. alle 20 Tage etc.).

Für jeden Anlass eine eigene To-Do-Liste

When.Do ist wie folgt aufgebaut: An oberster Stelle ist ein Nutzer-Account, der mehrere sogenannte *Notebooks* haben kann (also Notizbücher), die wiederum mehrere Aufgabenlisten (*Lists*) beinhalten können.
Auf Wunsch können Sie so für Ihre Arbeit, für Ihren Alltag und für Ihren Sportverein eigenständige To-Do-Listen führen. Innerhalb eines Notebooks können Sie im Menü ständig zwischen den Listen wechseln, Sie können aber auch alle der Fälligkeit nach gemeinsam auflisten (*App Tasks*).
Tippen Sie in der Listenansicht oben links auf das *Menü*-Icon, können Sie auf Wunsch mehrere To-Do-Listen erstellen. Sollte Ihnen eine nicht reichen, können Sie unter *Edit Lists* noch weitere erstellen.
Angelegt wird alles in einem lokalen Account. Sie können unter *Menü > Local Account > Add New Google Account* auch ein Googlekonto angeben. In diesem Fall greift die App auf den Erinnerungsdienst Google Tasks zu. Uhrzeiten werden dabei nicht übertragen, Fälligkeiten nur mit Datum angezeigt.

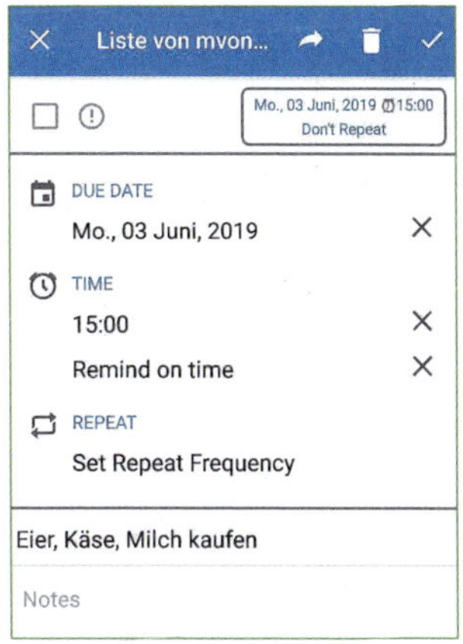

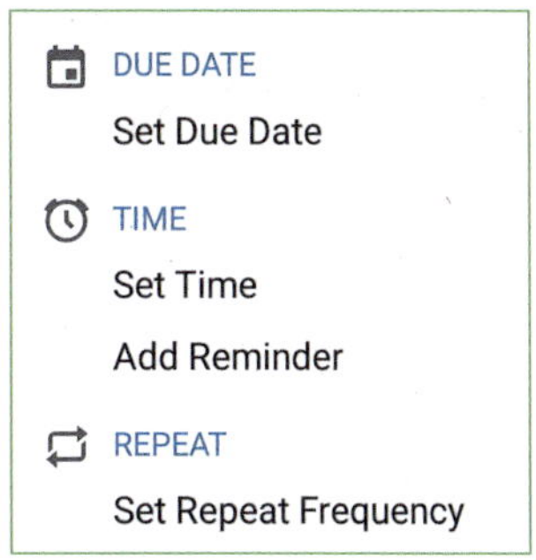

Alternativen

→ **Any.do**

Per Any.do lassen sich über ein Nutzerkonto alle Aufgaben mit mehreren Geräten synchronisieren. (Android / iOS)

→ **Wunderlist**

Eine gute Mischung aus Planungstool und Aufgabenliste bietet Wunderlist. Diese App besteht im Grund auch aus simplen To-Do-Listen, ist aber darauf spezialisiert, die Aufgaben im Team zu vergeben und zu bearbeiten. (Android / iOS)

Trello: Die Pinnwand für unterwegs

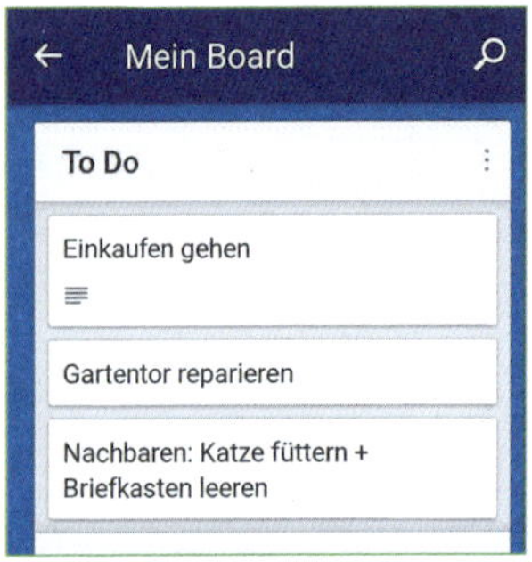

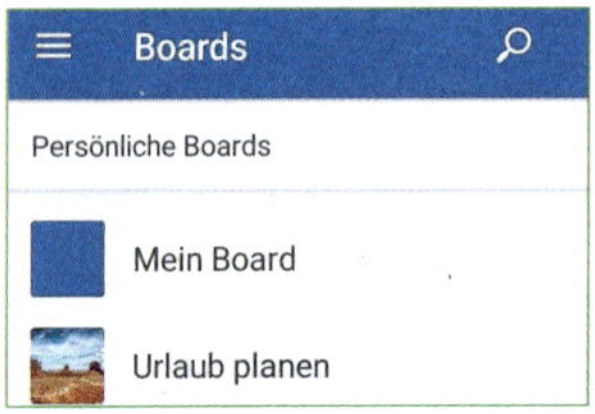

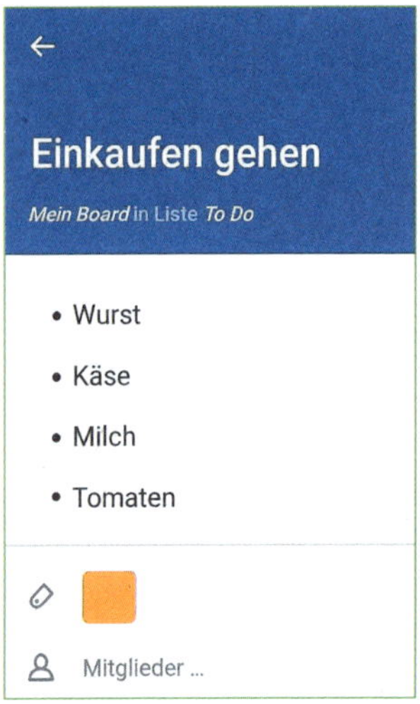

Die besten Dinge fallen einem oft erst unterwegs auf – dort, wo die Pinnwand ganz weit weg erscheint. Hierbei hilft Trello. Dabei handelt es sich um ein Planungswerkzeug, das Sie entweder für sich allein, zusammen mit Freunden oder gemeinsam mit Ihren Kollegen nutzen können.

Installieren Sie die App, müssen Sie als erstes ein Nutzerkonto einrichten. Das ist aber nicht nur dafür hilfreich, dass Sie Trello an verschiedenen Geräten nutzen, sondern auch über jeden Browser über trello.com erreichen können. Trello besteht aus folgenden Elementen:

▶ **Boards:** Ein Board ist vergleichbar mit einer einzelnen Pinnwand. Denn mit Trello können Sie mehrere dieser Boards einrichten. Einen rein privaten, einen kreativen oder einen, den Sie mit Ihren Arbeitskollegen teilen möchten. Ein Board mit mehreren nutzen? Einfach in der App das gewünschte Board öffnen, oben rechts das Icon mit den drei Punkten antippen und unter *Mitglieder* Freunde und Verwandte einladen.

▶ **Listen:** Jedes Board kann mit sogenannten Listen bestückt werden. Hierbei handelt es sich um Spalten, in denen Aufgaben oder andere Infos entsprechend gesammelt werden.

▶ **Karten:** Jede Liste besteht aus Karten. Diese kleinen Felder können einzelne Aufgaben, Weblinks oder Ideen zu einem bestimmten Thema beinhalten. Auch lassen sich hier Dateien aus Google Drive oder Dropbox anhängen, verantwortliche Kollegen zuweisen oder gemeinsam über das Notierte diskutieren.

Trello als übersichtliches Planungstool

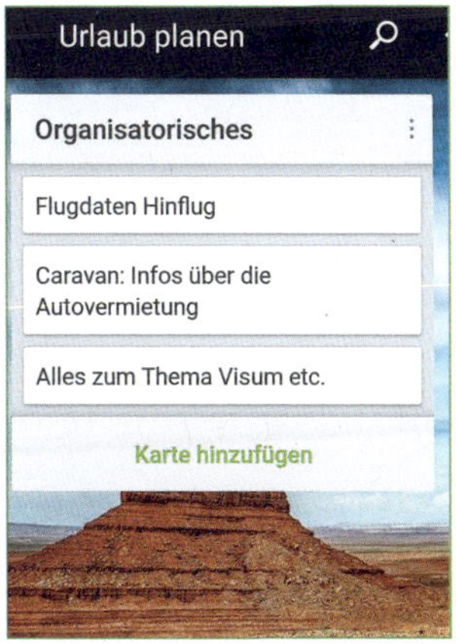

Auf dem ersten Blick wirkt Trello etwas abstrakt – aber es ist überaus übersichtlich und kann beispielsweise Projekte in größeren Teams überaus anschaulich darstellen. Beispielsweise können die Listen den Vorgang eines Projekts veranschaulichen: Haben Sie eine bestimmte Idee, notieren Sie diese in Trello in Form einer Karte und speichern diese in einer Liste namens „In Planung". Wird das Erdachte dann umgesetzt, verschieben Sie die Karte in die nächste Liste namens „Produktion Stufe 1" oder ähnlich. Übrigens: Das Verschieben funktioniert, indem Sie eine Karte länger antippen und dann in die gewünschte Liste ziehen.

Aber Trello lässt sich auch privat nutzen! Für eigene Aufgaben zu Hause oder gar zur Hochzeits- oder Urlaubsplanung. Probieren Sie es aus!

Alternativen

→ Evernote

Um nicht nur Notizen zu erstellen, sondern auch Webfundstücke zu sammeln oder Fotos zu speichern, eignet sich Evernote. Der Dienst kann sowohl online als auch per App genutzt werden und hilft dabei, Gedanken und Gefundenes zu sammeln und zu archivieren. Mit der App lassen sich auch handschriftliche Notizen erstellen. (Android / iOS)

→ Microsoft OneNote

Wer Microsoft Office nutzt, findet im Paket auch Microsofts digitales Notizbuch OneNote. Dieses ist auch kostenlos verfügbar – sowohl als Variante für den Webbrowser, als Desktop-Anwendung und als mobile App. Mit OneNote können Sie Gedanken festhalten oder Gefundenes abspeichern. (Android / iOS)

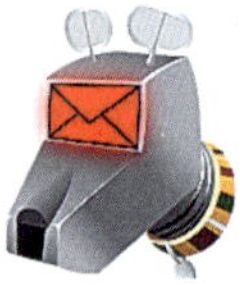

K-9 Mail: Mehr Kontrolle über Ihre E-Mails

Ist Ihr mobiles Gerät synchron mit Ihrem PC, wenn es um E-Mails geht? Dann werden Sie sicherlich schon gemerkt haben, dass die vorinstallierten E-Mail-Apps schnell an ihre Grenzen stoßen können. Die Einstellungen lassen sich dort nur sehr eingeschränkt anpassen. Wer mehr Kontrolle wünscht, sollte sich nach einer anderen E-Mail-App umsehen. Für Android-Nutzer empfiehlt sich K-9 Mail.

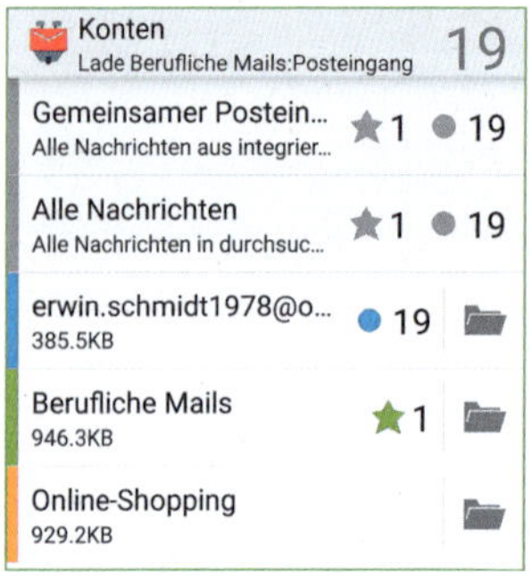

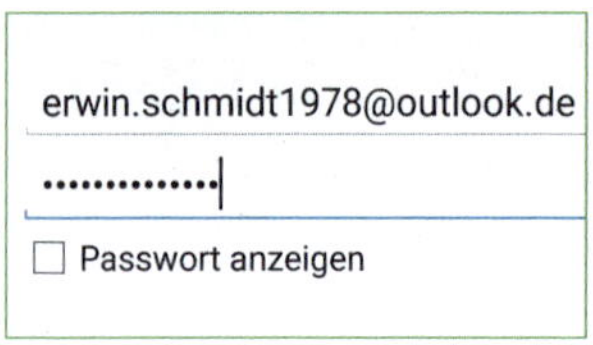

Die K-9 Funktionen

Die Android-App K-9 Mail arbeitet gerade bei der Nutzung mehrerer Postfächern weit innovativer und stromsparender. Besondere Highlights sind die optimierte IMAP-Funktion, die Unterstützung von Exchange-Konten und die Import-/Export-Funktion aller Einstellungen.

E-Mail-Konten hinzufügen

1 Tippen Sie in der App auf das Plus-Icon unten und geben Sie dann Ihre E-Mail-Adresse samt Passwort ein. Tippen Sie auf *Weiter*.

2 Gegebenenfalls werden Sie noch gefragt, welche Art des E-Mail-Abrufs Sie wünschen. Bei *POP3* werden die E-Mails heruntergeladen. Das hat den Nachteil, dass Ihre E-Mails dann ausschließlich in dieser App zu finden sind. Bei *IMAP* greift die E-Mail-App auf Ihr Postfach im Internet zu. Alles, was Sie z.B. in der App versenden, erscheint dann auch im Gesendet-Ordner Ihres E-Mail-Anbieters. IMAP kann aber bei häufigen Abrufen ggf. in Stocken kommen. Schließlich finden Sie auch die Möglichkeit, ein *WebDAV(Exchange)-Konto* anzulegen, wenn Sie ein solches besitzen.

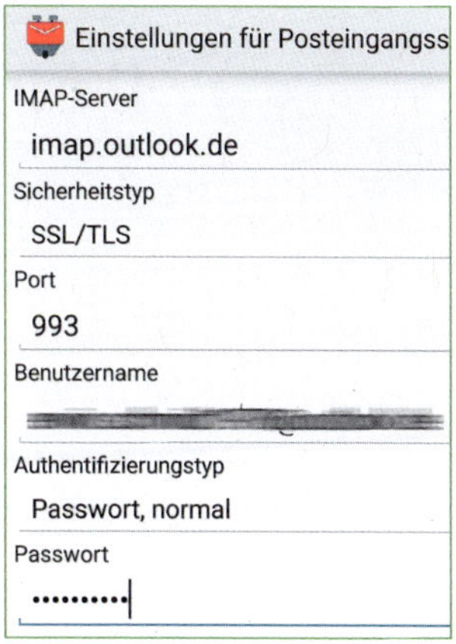

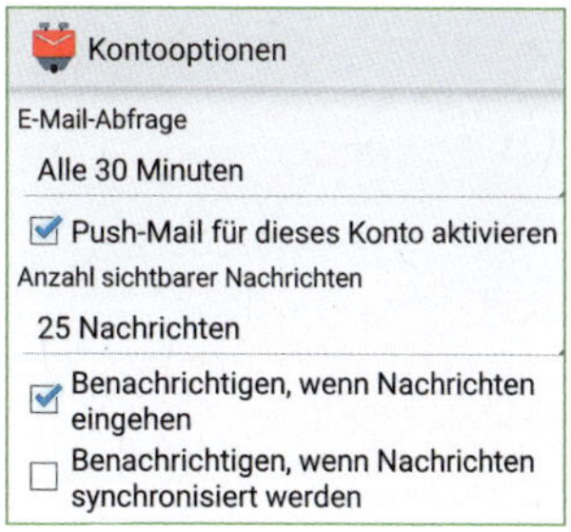

3 Im Idealfall ist die Einrichtung damit abgeschlossen. Gibt es mit der automatischen Einrichtung ein Problem, müssen Sie die *Details bearbeiten* und alle Serverdaten eigenhändig eingeben. (Genaue Infos finden Sie auf der Website Ihres E-Mail-Anbieters.)

4 Nun können festlegen, wie häufig E-Mails abgerufen werden sollen und ob Sie Push-Abruf wünschen, also eine Benachrichtigung für jede einzelne neue E-Mail.

5 Abschließend legen Sie noch fest, unter welchem Namen Sie Ihre E-Mails versenden möchten und wie Ihr Konto in Ihrer App heißen soll. Tippen Sie auf *Fertig*.

6 Nun ist Ihr E-Mail-Konto in der App verfügbar. Tippen Sie in der Kontenliste auf das E-Mail-Konto, gelangen Sie direkt in das Postfach. Eine Übersicht aller Ordner zu Ihrem E-Mail-Konto (*Gesendet*, *Papierkorb*, *Spam* etc.) erhalten Sie über das Ordnersymbol rechts.

7 Für weitere Einstellungen zum Postfach gehen Sie in das entsprechende Postfach, tippen unten auf das *Menü*-Icon > *Einstellungen* > *Kontoeinstellungen*. Servereinstellungen zum Empfangen und Versenden finden Sie unter *Nachrichten werden abgerufen* > *Posteingangs-Einstellungen* bzw. *Nachrichten-Verfassen* > *Postausgangs-Einstellungen*.

Alternative

→ Airmail

Auch die Nutzer eines iPhones oder iPads finden gute Alternativen zu der vorinstallierten E-Mail-App. Airmail ist hier zu empfehlen. Es kostet aktuell rund 5,50 Euro. Die App bietet einen großen Umfang an Funktionen: Exchange-Unterstützung, Apple-Watch-Anbindung, Schlummerfunktion bei neuen E-Mails, Auswahl mehrerer E-Mail-Signaturen und vieles mehr. (iOS)

Google Drive: Cloud-Speicher, Dokumenten-Scanner und Co.

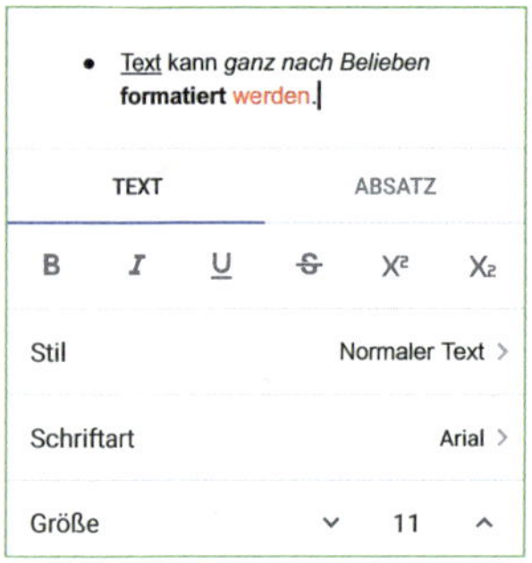

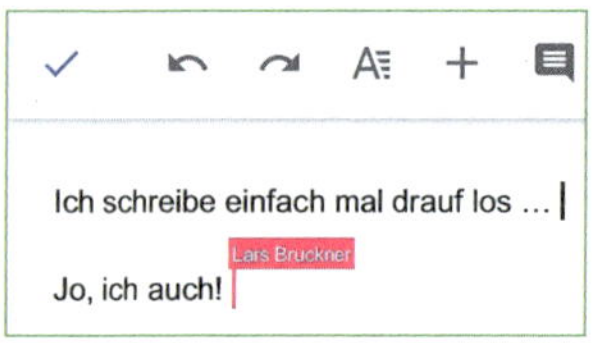

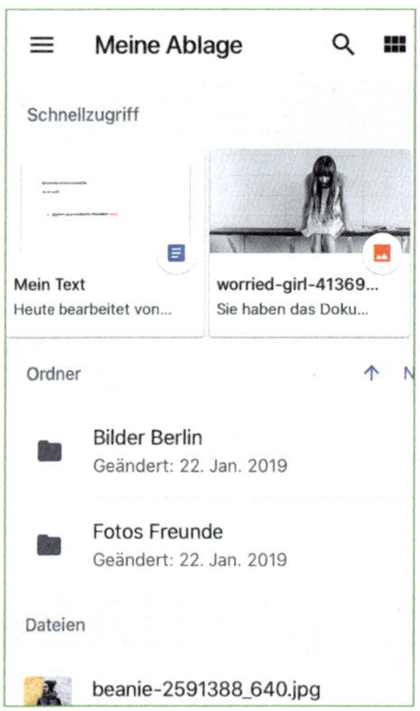

Cloud-Speicher haben den Vorteil, dass Ihre Dokumente online gespeichert sind und von überall genutzt werden können. Das ständige Mailen von Dokumenten gehört damit der Vergangenheit an.

Neben Diensten wie OneDrive von Microsoft oder Dropbox (siehe S. 155) bietet vor allem Google Drive eine Fülle an Funktionen. Ganze 15 Gigabyte stehen Ihnen kostenlos zur Verfügung. Zur Nutzung benötigen Sie einen Google-Konto.

Das papierlose Büro: Unterlagen digital

Android-Nutzer, die sich mit einem Google-Konto auf Ihrem Gerät angemeldet haben, können Drive direkt nutzen. iPhone-Nutzer müssen Sie sich zunächst noch anmelden bzw. ein neues *Konto erstellen*.

Anfänglich ist Google Drive noch komplett leer. Sie befinden sich in der obersten Ordnerebene *Meine Ablage*. Über das blaue *Plus*-Icon unten rechts lassen sich *neue Ordner* erstellen oder per *Hochladen* Dokumente und Fotos abspeichern. Über *Scannen* (bei iOS: *Kamera benutzen*) ist das Digitalisieren von Unterlagen ein Klacks.

Über den blauen *Plus*-Button greifen Sie auch auf die Office-Tools von Drive zu: Google-Dokumente (bei iOS: Google Docs), Tabellen und Präsentationen. Alle drei benötigen eine eigene (kostenlose) App. Der Vorteil: Die Dokumente sind online verfügbar, lassen sich auch ohne Internetverbindung nutzen und können mit mehreren Personen gleichzeitig bearbeitet werden.

Texte schreiben, formatieren, teilen

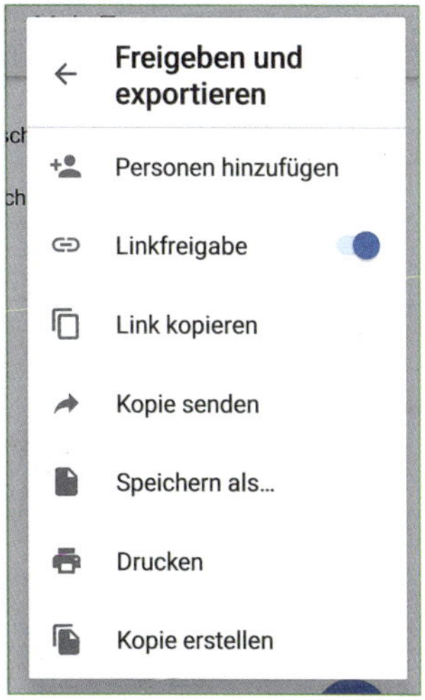

Im Textfeld tippen Sie Ihren Text. Schriftfarbe, Fettungen oder Blocksatz lassen sich oberhalb der Tastatur vornehmen, zusätzliche Optionen finden Sie oben über das *A*-Symbol. Weitere Einstellungen finden Sie oben am Rand hinter dem *Plus*-Icon sowie über das *Menü* oben rechts (Drei-Punkte-Symbol).

Um das Dokument mit mehreren zu bearbeiten, wählen Sie *Freigeben und exportieren > Linkfreigabe*. Es wird ein Link in die Zwischenablage gespeichert, den Sie dann z.B. über die E-Mail-App an die entsprechende Person senden können. Jeder, der den Link besitzt, kann das Dokument online ansehen und bearbeiten. Für letzteres ist ein Google-Konto notwendig.

Ihr Google Drive auf dem Computer

Besuchen Sie drive.google.com, können Sie auch vom Computerbrowser aus alle Inhalte von *Meine Ablage* nutzen. Tippen Sie hier oben auf das *Zahnrad-Symbol > Back up & Sync*, lässt sich zudem ein Programm herunterladen, mit dem Sie *Meine Ablage* als Ordner auf Ihrem Computer einrichten können.

Neu angelegte bzw. neu hochgeladene Dokumente sind dann sowohl in der mobilen App, auf dem Computer als auch bei Google Drive online synchron.

Alternative

→ **Polaris Office**

Eine gute Office-Lösung für die Offline-Nutzung auf Ihrem Smartphone oder Tablet ist Polaris Office. Das Praktische ist, dass die App auch ohne Nutzerkonto zu verwenden ist. Einige Funktionen sind der kostenpflichtigen Abo-Version vorbehalten, ab ca. 4 Euro/Monat oder 40 Euro/Jahr. (Android / iOS)

Schöne Fotos

Mal eben ein Foto schießen – das ist mit dem Smartphone schnell getan. Doch rund um das Fotografieren gibt es weit mehr Apps als die vorinstallierte Kamera. Sie möchten Bilder bearbeiten, retuschieren, archivieren oder mit der ganzen Welt teilen? Hier lernen Sie die dafür passenden Apps kennen.

Mehr als nur eine Kamera

Die Kompaktkamera wurde längst vom Smartphone abgelöst. Das hat man immer dabei, es ist schnell gezückt und es bietet eine fast ebenbürtige Qualität. Und Smartphones eignen sich zu noch weit mehr, als nur damit Fotos aufzunehmen.

Umfangreiche Bildbearbeitung

Fotos zuschneiden, das ist per Smartphone kein Problem. Aber wie sieht es mit spezielleren Bildbearbeitungen aus, für die man sonst an den Computer müsste? Für solche Zwecke lässt sich die App PicsArt nutzen.
Besonders beliebt unter Selfie-Freunden sind derzeit Apps wie Facetune, mit denen sich Fotos retuschieren lassen. Gegen eine moderate Nutzung spricht nichts – das Entfernen von Hautunreinheiten kommt immerhin schon zum Einsatz, wenn man z.B. Bewerbungsfotos machen lässt.

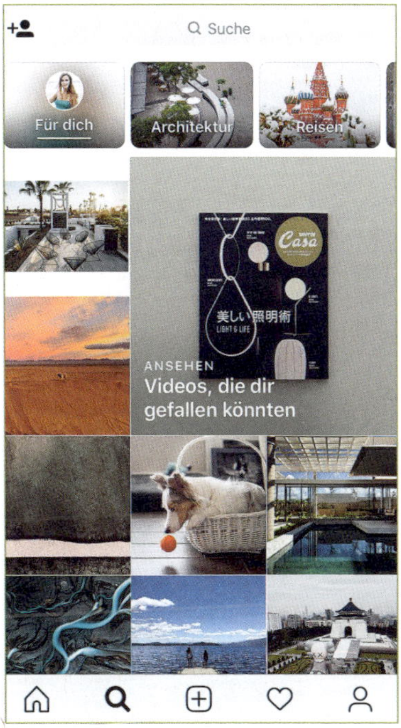

Fotos sicher abspeichern und teilen

Möchten Sie Fotos präsentieren, kommen Sie heutzutage nicht an der App Instagram vorbei. Die eher private Variante der Foto-Cloud finden Sie hingegen in Apps wie Flickr, Dropbox oder Apples Fotos.

Flickr: Alle Fotos sicher in der Cloud

Gerät kaputt, alle Bilder und Videos weg? Das wäre ein Albtraum! Abhilfe schaffen Apps, die Ihre Fotos sicher in der Cloud speichern.

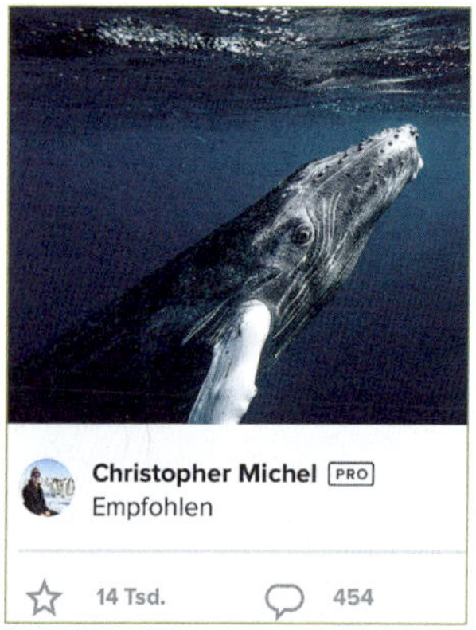

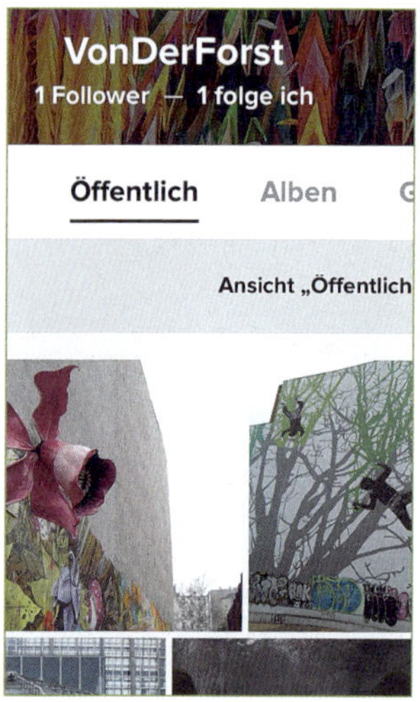

Bis zu 1 000 Gigabyte Speicher

Empfehlenswert ist etwa die App Flickr. Unter den Online-Fotoplattformen ist Flickr ein Urgestein. Das Geniale an dem Dienst: Sie können dort kostenlos bis zu 1000 Gigabyte Fotos oder Videos abspeichern.
Die Bilder sind nicht grundsätzlich von jedem einsehbar. Entscheiden Sie selbst, welche Bilder öffentlich und welche privat sind. Dank praktischer Apps ist Flickr auch mobil sehr gut nutzbar.

Fotos einzeln oder automatisiert hochladen

Starten Sie die App, benötigen Sie ein kostenloses Nutzerkonto bei Yahoo. Sie können sich auch direkt in der App registrieren.
Anwählen lassen sich alle Bereiche über eine Menüleiste, die bei Android oben, bei iOS unten zu finden ist. Die Startseite zeigt neue Bilder sowie Neuigkeiten aus der Community. Selber Fotos hochladen können Sie über zwei Varianten:

▶ **Manuell:** Tippen Sie auf das Kamera-Icon, können Sie Fotos schießen oder von dort auf Ihre Fotogalerie auf dem Gerät zugreifen. Beim Upload können Sie festlegen, wie das Foto heißen, ob es in ein bestimmtes Album abgespeichert werden und ob es öffentlich sichtbar sein soll. Die Standardeinstellungen für letzteres nehmen sie vor, wenn Sie das *Personen*-Icon (in der

Menüleiste) > *das Zahnrad-* bzw. *Menü*-Icon (oben rechts) > *Datenschutz und Sicherheit* > *Standard-Datenschutz* wählen.

▶ **Automatisch:** Sie können einstellen, dass Flickr alle Ihre Fotos auf dem Gerät online sichert. Wählen Sie *Personen*-Icon (in der Menüleiste) > *das Zahnrad-* bzw. *Menü*-Icon (oben rechts) > *Auto-Uploadr* > *Auto-Uploadr* (einschalten).

Fotos und Alben unterwegs verwalten

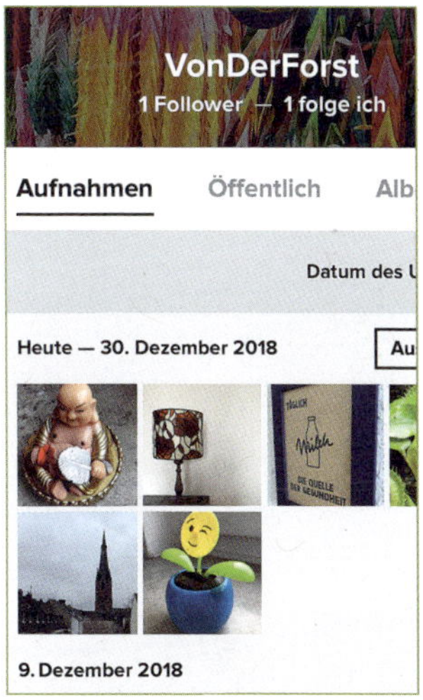

Die hochgeladenen Fotos finden Sie in Ihrem Benutzerprofil (zu finden unter dem Personen-Button). Unter *Öffentlich* sehen Sie, was andere sehen. Sämtliche Fotos finden Sie unter *Aufnahmen*. Das kleine *Schloss*-Symbol zeigt übersichtlich, welche Bilder nur Sie allein sehen können. Alle Bilder können Sie einzeln oder in Gruppen löschen, teilen, öffentlich machen oder in ein anderes Album verschieben. Letztere verwalten Sie unter dem Reiter *Alben*.

Sie können auch anderen Personen folgen, die Sie als *Freunde* oder *Familie* einstufen – und so etwa der *Familie* mehr Bilder zeigen als ausschließlich *Freunden*.

Alternativen

→ Fotos

Für iPhone und iPad gibt es bereits Apps, um Aufnahmen zu sichern. Die Backup-Funktion schalten Sie auf Ihrem Gerät unter Einstellungen > Fotos > iCloud-Fotos ein. (iOS)

→ Dropbox

Dropbox ist ein Cloudspeicher-Dienst wie Google Drive (siehe S. 150), doch es enthält eine gut funktionierende Upload-Funktion für Fotos. Dropbox lässt sich auch über den PC-Browser bedienen und abrufen. (Android / iOS)

Instagram: Das größte Netzwerk für Fotos

Auf Instagram finden Sie nicht nur Schnappschüsse von Promis und Freunden – Sie finden hier auch sehr viele hochwertige, kunstvolle Aufnahmen. Fotos teilen, ansehen und kommentieren – das macht die App für Anfänger und Profis gleichermaßen interessant.

Nutzerkonto für Instagram schnell angelegt

Zum Start benötigen Sie ein Nutzerkonto. Dieses ist in der App schnell angelegt. Registrieren ohne Facebook-Konto (empfohlen) können Sie sich über Ihre Telefonnummer oder E-Mail. Ein Benutzername wird von der App automatisch erstellt. Sie können das aber ändern, wenn Sie auf *Benutzername ändern* tippen. Den Zugriff auf Ihre Kontakte sollten Sie zunächst verwehren.

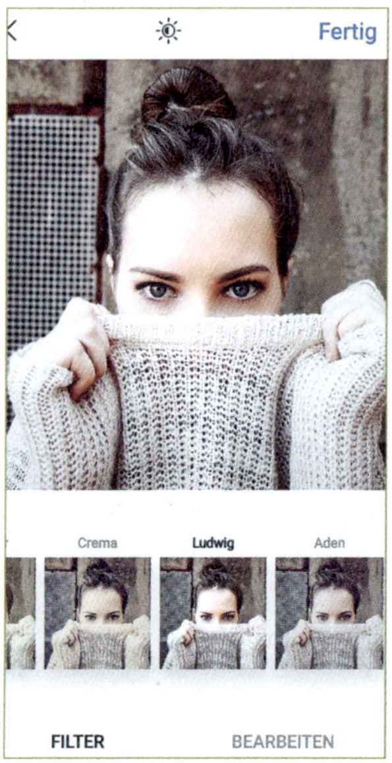

Das Fotonetzwerk nutzen

Fotos teilen Sie mit Instagram, wenn Sie unten auf dem Reiter das Plus-Icon in der Mitte antippen. Sie können dann in der *Galerie* bzw. *Bibliothek* Ihres Smartphones nach Fotos suchen. Unter *Foto* können Sie auch die integrierte Kamera nutzen.

Haben Sie ein Foto geschossen bzw. ein passendes Bild markiert, tippen Sie auf *Weiter*. Sie haben nun die Möglichkeit, das Bild mit einem *Filter* zu versehen. Über *Bearbeiten* lassen sich schräge *Bildperspektiven korrigieren*, *Helligkeit* und *Kontrast* anpassen, farbige Schatten anlegen oder *Vignetten* über das Foto legen. Ist das Bild fertig gestaltet, wählen Sie oben *Fertig*.

Das Foto ist dann in einem neuen Beitrag zu finden. Hierzu können Sie eine passende *Bildunterschrift verfassen*.

Begriffe, die mit einem Hashtag (#) versehen sind, können später besser gefunden werden. Auch können Sie einen Standort hinzufügen oder ggf. andere Instagram-Nutzer im Bild markieren. Über *Teilen* oben rechts wird das Foto veröffentlicht. Wie das dann aussieht, sehen Sie in Ihrem *Profil*.

Interessantes finden und Themen folgen

Bestimmte Personen suchen Sie über das Lupen-Symbol und dessen Benutzernamen. Möchten Sie dauerhaft mitbekommen, was andere Nutzer veröffentlichen, tippen Sie in deren Profil auf *Folgen*.
Dort können sie auch Standorte oder Begriffe per Hashtag suchen, um bestimmte Fotos dazu zu finden. Auch finden Sie unter *Suchen* eine Fülle an Vorschlägen. Hier können Sie Kategorien wie *Reisen*, *Architektur* oder *Essen* auswählen.

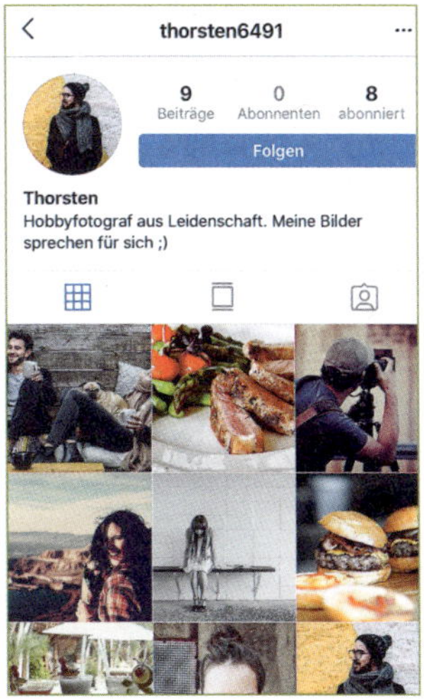

Markieren und kommentieren

Bilder, die Ihnen gefallen, können Sie mit *Gefällt mir* markieren (per *Herz*-Symbol) oder *Kommentieren* (*Sprechblasen*-Symbol). Weitere Profile – z. B. von Promis – finden Sie in dem Bereich, der unten mit einem *Lupen*-Symbol versehen ist. Im *Herz*-Symbol-Bereich sehen Sie später auch, wenn jemand Ihnen folgt oder Ihr eines Ihrer Bilder kommentiert oder markiert hat.

Alternative

→ **EyeEm**

Eine alternative Plattform zu Instagram ist das aus Berlin stammende EyeEm. Diese App sowie deren Plattform eignen sich zudem dafür, Fotos zu verkaufen – ideal für angehende Profifotografen. (Android / iOS)

PicsArt: Fotos direkt per Smartphone retuschieren

Bilder ausgiebig überarbeiten und kreativ anpassen – das funktioniert mit PicsArt. Sie können PicsArt ohne Nutzerkonto nutzen, alle dahingehenden Offerten können Sie *Überspringen*.

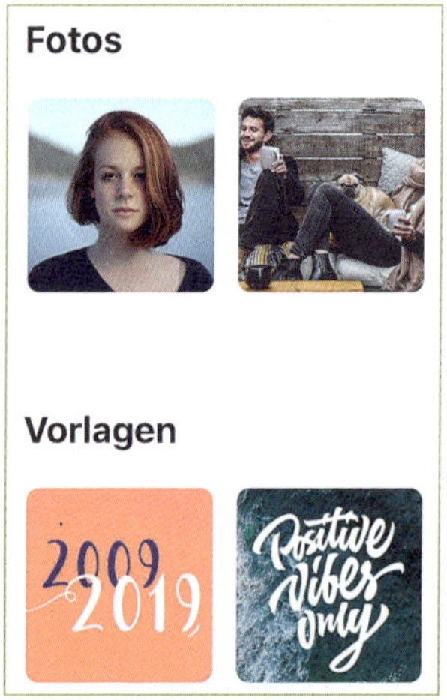

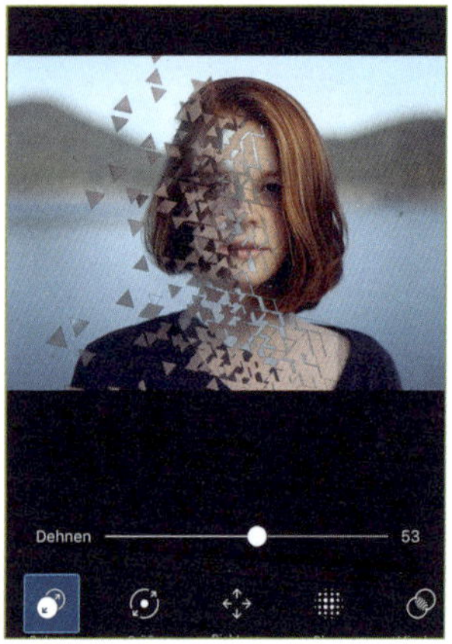

Der erste Start

Direkt zu Anfang müssen Sie der App gestatten, dass diese auf Ihren Gerätespeicher bzw. auf Ihre Fotos zugreifen darf. Einmal geschehen, gelangen Sie in den Bereich *Bearbeitung starten*. Hier finden Sie oben all Ihre geschossenen *Fotos*. Wischen Sie nach links, sehen Sie noch weitere; mehr gibt es unter *Alle Fotos*.
Wählen Sie ein Foto aus, das bearbeitet werden soll, erscheint im Editor eine Fülle an Funktionen und Extras. Wir stellen Ihnen die wichtigsten vor.

Anpassungen, Effekte, kreative Möglichkeiten

- **Werkzeuge:** Neben *Ausschneiden*, Drehen / Spiegeln oder *Größe ändern* können Sie hier einzelne Bildstellen von Hand *Freischneiden* oder *Kontrast*, *Helligkeit*, *Sättigung*, *Farbton* und Co. *Anpassen*. Ungerade Linien lassen sich unter *Perspektive* anpassen. Und es gibt außergewöhnliche Effekte wie *Zerstreuung*.
- **Effekte:** Hier finden Sie Filter, um ein Bild kunstvoll zu gestalten. Die Filter der ersten Gruppe (hier mit *Try* versehen) sind Premium-Funktionen. Wählen Sie unten stattdessen Filter der Sorte *Magie*, *Kunstvoll* oder *Verzerren*, werden Sie auf keine Einschränkungen treffen. Besonders praktisch sind die meisten Effekte jedoch nicht.

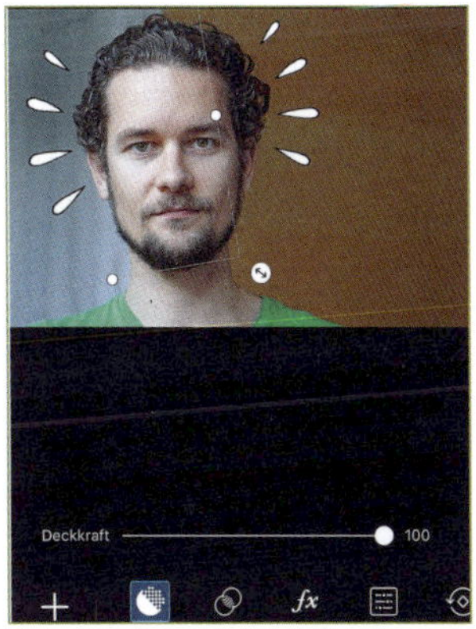

- **Verschönern:** Der Hautton, störende Hautpigmente oder sogar die Haarfarbe lassen sich hier ändern.
- **Aufkleber:** Lustige Illustrationen für Fotos. Die größte Auswahl ist aber Premium-Nutzern vorbehalten.
- **Zeichnen:** Malen Sie frei auf einem Foto herum. Auch Formen und Flächen lassen sich hier anlegen – sogar mit mehreren *Ebenen*.
- **Rahmen:** Geben Sie einem Bild einen kreativen Rahmen. Sie lassen sich entweder als Vignette am Bildrand anlegen oder als kreatives Element in das Bild hinein.
- **Angabe:** Ausgefallene Sprechblasen für Porträts.

Alle Schritte lasen sich wieder zurücksetzen – per Rück-Taste oben am Rand. Hier lässt sich eine Vorgang auch ganz abbrechen oder abschließen. Ist ein Bild fertig, tippen Sie oben auf *Weiter*. Speichern Sie das Bild auf Ihrem Gerät oder senden Sie es direkt per Messenger oder ein soziales Netzwerk.

Hintergründe, Vorlagen, Kamerafilter und mehr

PicsArt bietet noch ein Fülle an Infos und Inspirationen. Möchten Sie das alles ignorieren, gelangen Sie über das Plus-Icon (unten in der Mitte) wieder in den Bereich *Bearbeitung starten*, von wo aus Sie Ihre Fotos bearbeiten können. Hier finden Sie auch Hintergründe, Collagen-Vorlagen und Kamerafilter.

Alternative

→ Adobe Photoshop Express

Auch Adobe ist in den App Stores zu finden. Für die schnelle Bildbearbeitung und -gestaltung auf dem Smartphone oder Tablet eignet sich Adobe Photoshop Express. Den breiten Funktionsumfang wie bei Photoshop werden Sie bei dieser App jedoch nicht finden. (Android / iOS)

Facetune: Selfies retuschieren wie ein Profi

Beliebt sind Apps, mit denen sich Gesichter retuschieren lassen – wie zum Beispiel Facetune. Für iOS kostet die App runde 4,50 Euro, für Google gibt es neben der kostenpflichtigen Version auch eine Gratisvariante – mit Werbung.
Sie starten, indem Sie ein Foto zum Bearbeiten laden. Für das erste Ausprobieren können Sie mittig auf *Mit einem Demobild beginnen* tippen. Oder Sie erstellen per *Kamera*-Symbol ein eigenes Foto.

Eine Fülle an Werkzeugen

Ihnen stehen unten am Rand mehrere Werkzeuge zur Verfügung. Bei der ersten Nutzung erhalten Sie kleine Einführungen. Diese entfernen Sie über den Pfeil oben (Android) bzw. das Kreuz (iOS). Manche der Werkzeuge beinhalten mehrere Unterwerkzeuge. Unter *Format* beispielsweise können Sie ein Bild *Beschneiden*, *Spiegeln* und mehr.

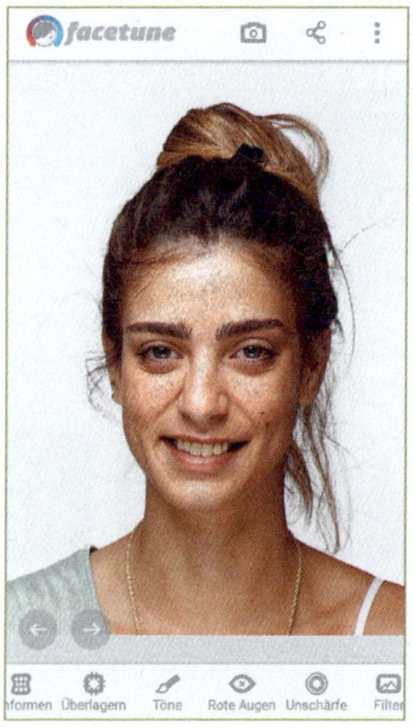

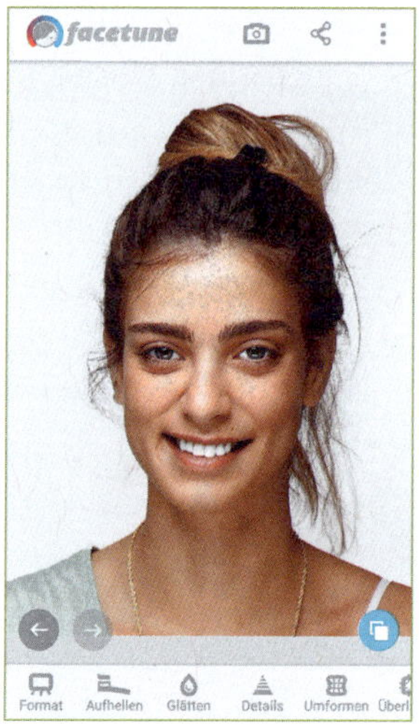

Während der Nutzung der Werkzeuge erscheint unten rechts ein *weiß-blauer-Button*, über den Sie sehen können, wie das Bild vor und nach Ihren Änderungen aussieht.
Mit Tipp auf das *Häkchen* oben rechts nehmen Sie die Änderungen an. Doch keine Angst: Ungünstige Überarbeitungen können Sie mit der *Pfeiltaste* unten links wieder rückgängig machen.

Zähne aufhellen, Haut glätten, Gesicht ändern

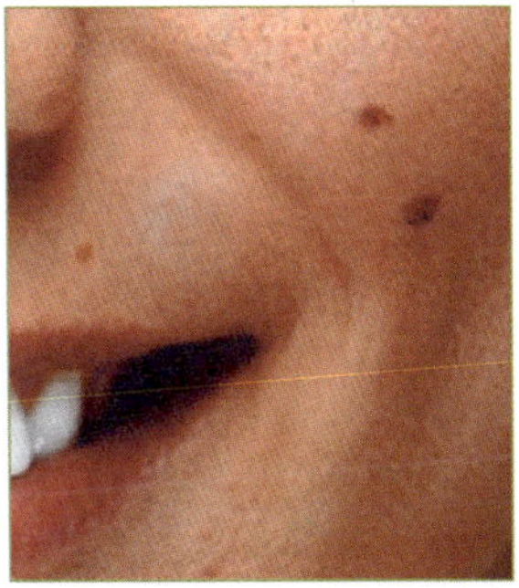

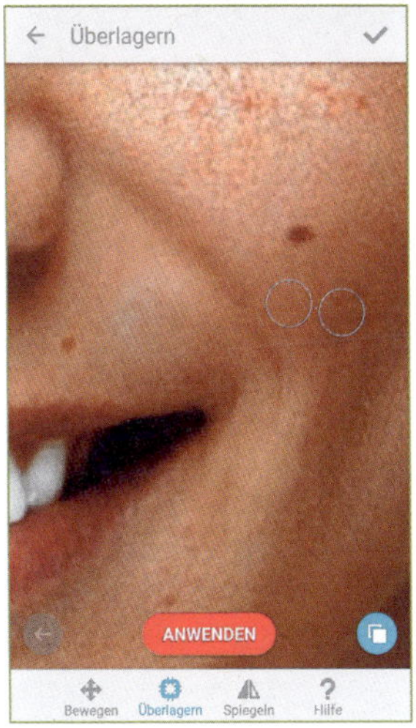

Hier einige Werkzeuge aus dem Facetune-Repertoire im Detail:

- **Aufhellen:** Um etwa Zähne zu weißen, zoomen Sie an den Mund heran und streichen Sie mit einem Finger über die Zähne – je öfter, desto heller werden sie. Per Radiergummi unten (*Entfernen*) können Sie einzelne überarbeitete Stellen wieder in den vorherigen Zustand bringen.
- **Glätten:** Damit entfernen Sie Poren und lassen die Haut glatter erscheinen. Es funktioniert genauso wie *Aufhellen*, sollte aber vorsichtig verwendet werden. Das Resultat ist enorm – und kann ein Gesicht möglicherweise zu stark verändern. Das intensivere Werkzeug *St. glätten* sollte am besten gar nicht verwendet werden.
- **Umformen:** Erstaunlich – oder auch bedenklich! Hiermit können Sie die Gesichtsform verändern – z. B. die Wangenknochen nach oben ziehen oder ein Gesicht schmaler machen. Einfach die entsprechende Stelle antippen und mit dem Finger verändern.
- **Überlagern:** So entfernen Sie Muttermale oder Pickelchen. Ein „schöner" Bildausschnitt wird genutzt, die „unschöne" Stelle abzudecken: Heranzoomen, betreffende Stelle antippen, Kreissymbol ggf. etwas vergrößern und zweiten Kreis an die „schönere" Stelle ziehen, *Anwenden*.

Sind Sie mit der Überarbeitung fertig, tippen Sie oben auf das Teilen-Symbol und auf *Foto speichern*.

Werbeeinblendung oder Bezahlversion bei Android

In der Android-Version müssen Sie gelegentlich Werbespots komplett ansehen, bevor Sie die Einblendung entfernen können. Erst dann lässt sich z. B. ein Werkzeug anwenden. Über die Einblendung können Sie aber auch für rund 4,50 Euro eine werbefreie Variante erwerben.

QR & Barcode Scanner: Schneller als an der Kasse

Diese App gibt es nur für Android – denn iPhone-Nutzer können die Funktion sogar ohne separate App ausführen.

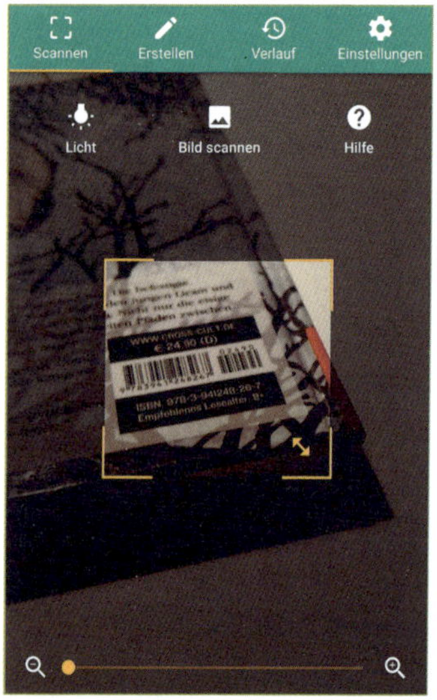

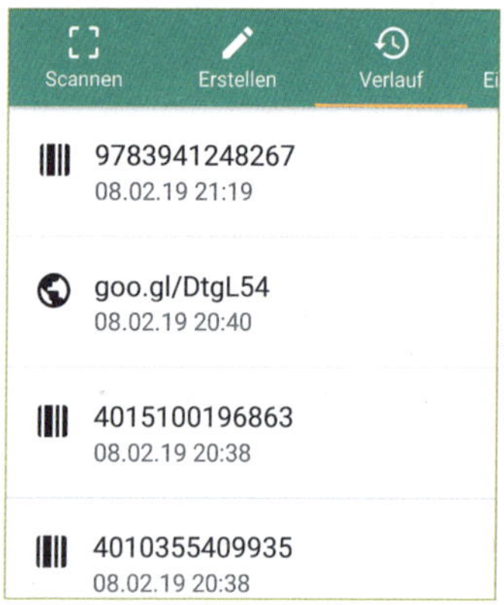

QR-Codes (engl.: quick response, schnelle Antwort) sowie Strichcodes sind aus unserem Leben nicht mehr wegzudenken. Auch mit dem Smartphone oder Tablet lassen sich diese Codes scannen. Beispielsweise, um Kontaktdaten auf einen Schlag einzulesen, sich mit einem WLAN zu verbinden oder eine lange Internetadresse schneller aufzurufen.
Sie können den Scanvorgang auch mit dem LED-Blitz Ihres Geräts unterstützen, wenn Sie in der Ansicht *Scannen* oben links auf *Licht* tippen.

iPhones schon ausgerüstet

Überraschenderweise kommen die wenigsten mobile Geräte von Haus aus mit einem solchen Scanner in die Geschäfte – mit Ausnahme der Kamera eines iPhones oder iPads (siehe Hinweis am Ende). Aber immerhin lassen sich Smartphones und Tablets einfach mit Scan-Apps nachrüsten. Für Android empfehlenswert ist da die App QR & Barcode Scanner.

Barcodes und QR-Codes leicht einscannen

Der QR & Barcode Scanner funktioniert denkbar einfach: Einfach die App starten, den zu scannenden Code in das Sichtfenster halten – und schon ist der Code gescannt. Sofort erscheinen die notwendigen Infos zu dem Scan. Das kann je nach Code ein

Weblink, eine Produktnummer oder eine Adresse sein. Im *Verlauf* werden alle bisherigen Scans aufgelistet. Dann müssen Sie ein Produkt, das Sie vor wenigen Stunden schon einmal gescannt haben, nicht noch einmal scannen.
Tippen Sie oben rechts auf *Einstellungen*, können Sie auch das *Vibrieren*, das bei jedem Scan erzeugt wird, ausschalten. So scannt es sich weit ruhiger.

Links scannen und direkt im Browser öffnen

Sie können festlegen, ob Webseiten direkt automatisch geöffnet werden sollen. Das spart einen Schritt – so müssen Sie nicht erst den gescannten Link antippen.
Hinter QR-Codes können aber auch schädliche Webseiten stecken, die per Scan Zugriff auf Ihr Gerät erhalten wollen. Daher ist es empfehlenswert, den Link immer erst im Zwischenschritt zu prüfen.

Alternativen

→ Kamera (iPhone oder iPad)

Im Gegensatz zu Android-Geräten ist die bereits installierte Kamera-App auf iPhones und iPads schon von Haus aus dazu in der Lage, QR-Codes zu scannen. Erkennt die Kamera einen solchen Code, erscheint oben am Rand ein Hinweis. Statt den Link direkt zu öffnen, können Sie auch hier zunächst eine Voransicht sehen, wenn Sie den Hinweis nach unten ziehen. Beachten Sie aber, dass die Kamera keine Barcodes scannen kann, sondern ausschließlich QR-Codes. (iOS)

→ QR Code Scanner

Reicht Ihnen als Inhaber eines iPhones oder iPads die Kamera als Scan-App nicht aus, sollten sie mal den QR Code Scanner von TinyLab ausprobieren. Er kann auch gewöhnliche Barcodes, beispielsweise auf Buchumschlägen oder auf Lebensmittelverpackungen, scannen. (iOS)

Ihre Apps, Ihre Sicherheit

Die App Stores sind voll von tollen Apps – da verliert man schnell den Überblick. Worauf sollten Sie achten, wenn Sie auf App-Safari gehen? Was sind Indizien für gefährliche oder betrügerische Apps? Wie schützen Sie Ihr Smartphone oder Tablet? Alle Tipps rund um die Themen Schutz und Sicherheit finden Sie auf den folgenden Seiten.

Hilfreiche Apps finden

In diesem Ratgeber finden Sie eine Fülle empfehlenswerter Apps für Android und iOS – aber selbstverständlich können und sollen Sie auch selbst auf die Suche danach gehen.
Doch die Auswahl an Apps ist kaum zu überblicken und das Passende zu finden, ist nicht einfach.

Vorsicht bei der App-Suche

Ein wenig Skepsis kann bei der App-Suche nicht schaden. Ein Grund dafür ist natürlich Betrug: Einige Apps versprechen vielleicht etwas anderes, als sie in Wirklichkeit leisten und wollen lediglich, dass Sie im Anmeldefeld wichtige Login-Daten preisgeben. Vor allem bei betrügerischen Bankings-Apps wäre der Schaden groß. Auch können Apps Viren und andere Schadsoftware (z.B. Trojaner) enthalten, die Ihr Gerät schädigen oder ausspionieren.
Betrüger können durchaus kreativ werden – etwa, wenn Entwickler App-Logos an diejenigen erfolgreicher Apps angleichen. Schnell ist die schlechte Kopie heruntergeladen und installiert, hält aber statt der gewünschten Funktionen nur Werbung oder gar Schadsoftware bereit.

Sicherheit in App Stores

Die App Stores wimmeln aber keineswegs vor Verbrechern. Die Firmen hinter den App Stores achten intensiv darauf, dass die angebotenen Apps anständig arbeiten. Alle Anwendungen werden einer Prüfung unterzogen, bevor sie überhaupt in den Stores zugelassen

werden. Fälle, in denen eine betrügerische App dies übersteht und im Store auftaucht, sind sehr selten. Selbst dann werden diese Apps recht schnell gefunden und aus dem jeweiligen Store entfernt.
Die meisten Probleme, mit denen man als Nutzer zu tun hat, sind Fehler in der Funktion der Apps. Unter Umständen funktioniert eine Anwendung nach einem Update des Betriebssystems nicht mehr so wie zuvor. Ist die Firma hinter der App noch aktiv, werden solche Fehler meist innerhalb weniger Tage behoben.

So unterscheiden Sie gute von weniger guten Apps

Doch woran erkennt man rechtzeitig, dass eine App fehlerhaft oder gar betrügerisch ist? Im Folgenden finden Sie ein paar Tipps, die Sie bei der App-Suche immer beachten sollten.

- **Notwendigkeit:** Achten Sie grundsätzlich darauf, ob Sie eine App, die Sie gefunden haben, wirklich benötigen. Manche Apps bieten nur eine Kopie von Informationen, die man auch online findet. Wikipedia beispielsweise finden Sie über den mobilen Browser, die installierte Suchmaschine oder die Spracheingabe (Siri bzw. „OK Google"). Die Installation der Wikipedia-App ist nicht unbedingt notwendig.

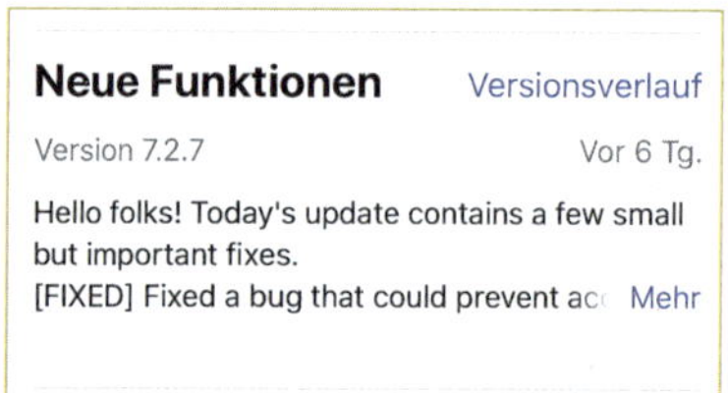
Neue Funktionen
Versionsverlauf
Version 7.2.7
Vor 6 Tg.
Hello folks! Today's update contains a few small but important fixes.
[FIXED] Fixed a bug that could prevent ac
Mehr

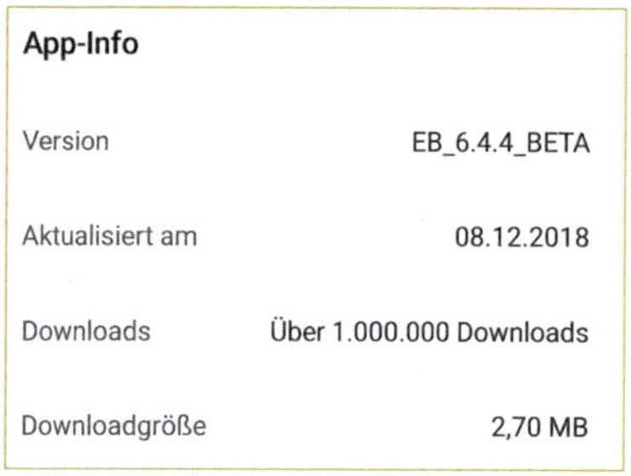

- **Letztes Update:** Aus Gründen der Sicherheit ist es wichtig, dass eine App regelmäßig weiterentwickelt wird. Immerhin sorgen auch System-Updates für Veränderungen auf Ihrem Smartphone oder Tablet – da sollten sich die Entwickler von Apps darum kümmern, ihre Anwendungen auf dem neuesten, sichersten Stand zu halten. Wann eine App das letzte Mal aktualisiert wurde, sehen Sie in den App Stores: Im Google Play finden Sie dies in der App-Beschreibung (*Weitere Infos*) ganz unten, im App Store von Apple weiter unten unter *Neue Funktionen*.

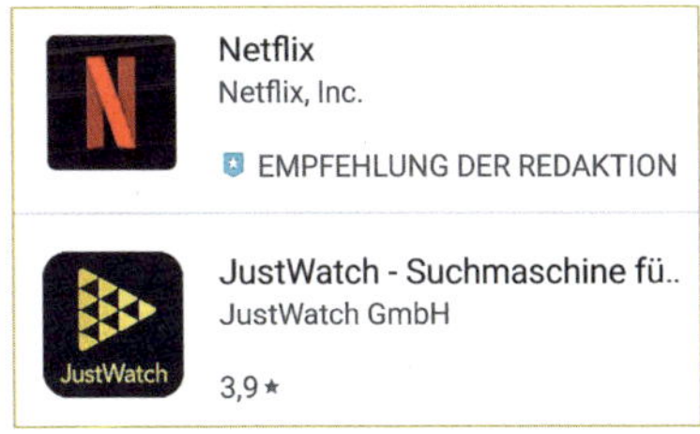

- **Empfehlungen der Appstores:** Auch kann es nicht schaden, darauf zu achten, ob ein Appstore eine App empfiehlt. In der Suche nach einer App erscheint bei Google Play zu einer App ein *Empfehlung der Redaktion*, bei iOS ein *Wir empfehlen*. Orientieren Sie sich aber nicht allein nur an dieser Info. Immerhin sind Google und Apple kommerzielle Unternehmen, und Sie wissen nicht, was genau der Grund für eine dieser Empfehlungen ist.

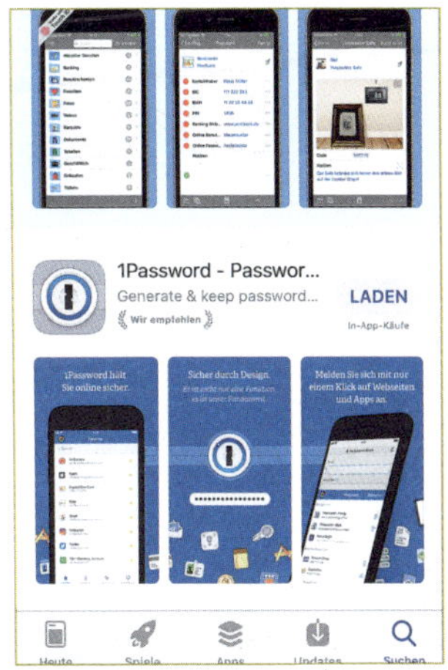

- **Nutzung:** Auch ist es ein Garant für Qualität, wie oft eine App schon installiert wurde. Im Google Play Store wird diese Info ausgegeben: Sie finden sie direkt unterhalb des Installationsbuttons.
- **Bewertungen:** An derselben Stelle sehen Sie auch, wie viele Sterne/Punkte (von fünf) eine App erhalten hat. Bei iOS sehen Sie das direkt unter dem App-Icon. Und natürlich wird die Wertung auch in der Suche angezeigt. Je mehr Sterne oder Punkte eine App hat, umso besser ist es. Achten Sie aber auch auf die Angabe, wie viele bereits eine Wertung abgegeben haben: 4,5 Sterne von einer Millionen Nutzern sagt weit mehr aus als 5 Sterne von zehn Nutzern.

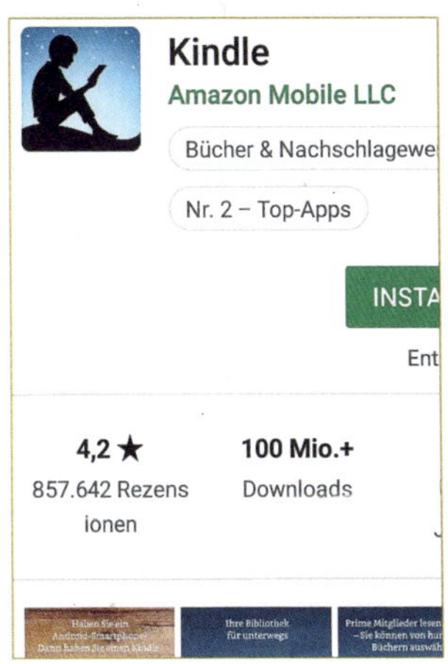

- **Bewertungen im Detail:** Orientieren Sie sich nicht nur an dem Bewertungs-Wert, lesen Sie auch einzelne Rezensionen durch. Eine gut bewertete App kann z. B. seit dem letzten Update rapide an Qualität verloren haben. Tippen Sie einfach auf den Bewertungs-Wert und schon springen Sie an die Stelle, wo alle Rezensionen zu finden sind (bei iOS zusätzlich noch auf *Alle anzeigen* tippen). Lassen Sie sich die Rezensionen z. B. nach Ihrem Nutzen oder nach der Art der Bewertungen anzeigen. Gerade mäßige oder negative Bewertungen können viele Informationen über die Funktionalität der

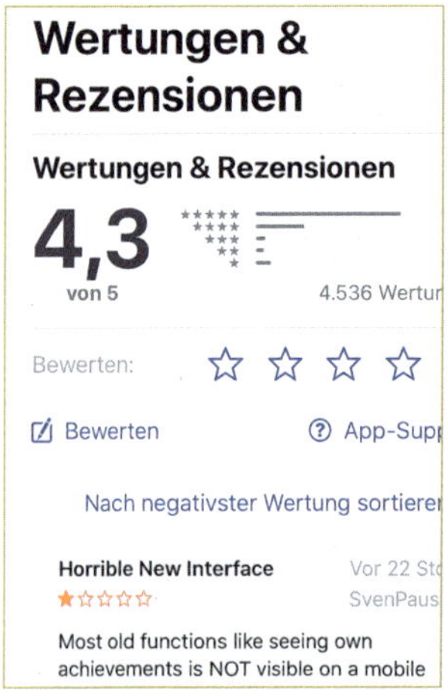

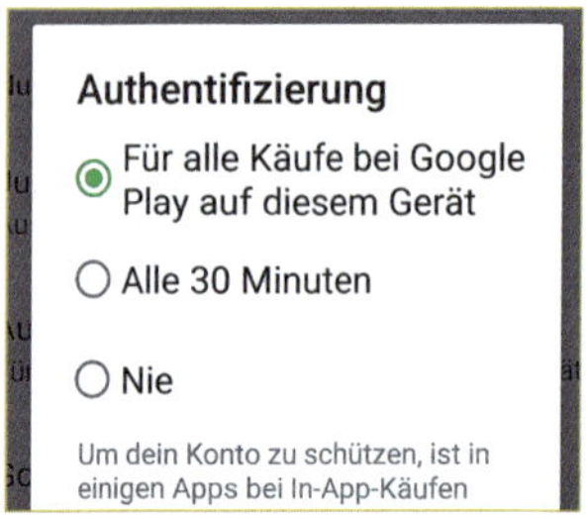

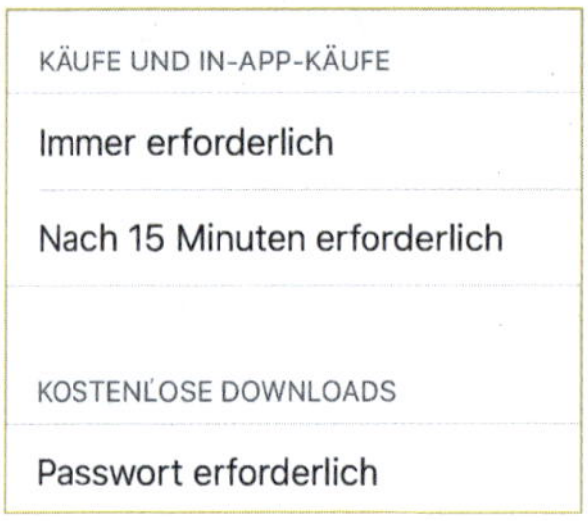

App preisgeben (sofern diese gut und vor allem sachlich begründet sind).

Auch gute Bewertungen helfen einem weiter. Bieten letztere aber zu wenig sachliche Informationen, besteht die Möglichkeit, dass die Entwickler die Rezensionen selber anlegen ließen.

Authentifizierung für Käufe

Es empfiehlt sind, die Installation von Apps durch ein Passwort oder ähnliches zu sichern. Zumindest bei kostenpflichtigen Apps ist diese Sperre wichtig – oder, falls mehrere Personen im Haushalt ein gerät nutzen, sogar notwendig –, damit niemand aus Versehen zu kostspielige App kaufen kann.

Für Android stellen Sie das im Google Play Store unter *Menü > Einstellungen > Authentifizierung für Käufe erforderlich* ein.

Bei iOS ist das prinzipiell eingeschaltet – in der Regel sogar beim „Kauf“ kostenloser Apps. Ändern können Sie das in den *Einstellungen* Ihres Geräts unter *iTunes & App Store > Passworteinstellungen*. Unter *Kostenlose Downloads* lässt sich die Passwortsperre ausschalten.

Finden Sie hier nicht die Passworteinstellungen, liegt dies möglicherweise daran, dass Sie die Fingerabdruck-Authentifizierung Touch ID nutzen. Unter *Einstellungen > Touch ID & Code* können Sie diese Authentifizierung für iTunes & App Store deaktivieren.

Apps sicher verwenden

Ist eine App installiert, sollten Sie auch hier weiterhin Vorsicht walten lassen. Ein erster Schritt ist es, die App immer „up to date" zu halten.

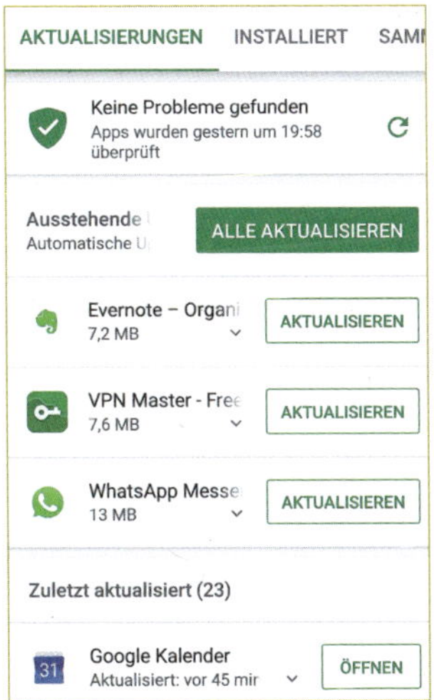

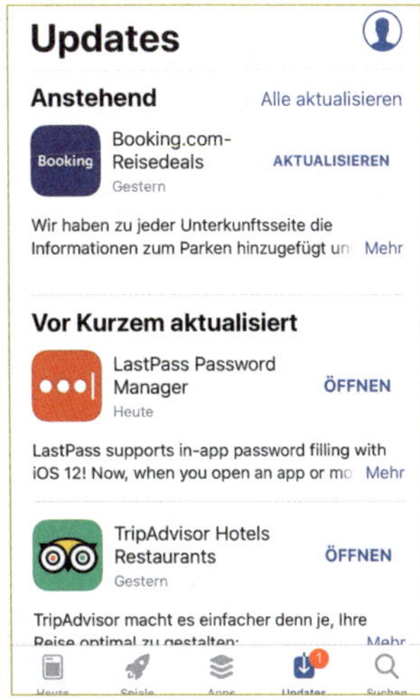

Stehen in den App Stores Aktualisierungen an, sollten Sie diese auch annehmen.

In der Regel erhalten Sie eine kurze Benachrichtigung, dass ein Update ansteht. Diese verwalten Sie im App Store Ihres iPhones oder iPads im Bereich *Updates*. Android-Nutzer tippen im Play Store oben links auf das *Menü > Meine Apps und Spiele*. Hier können Sie die Apps einzeln oder über den entsprechenden Menüpunkt auch *Alle aktualisieren*.

Automatische Updates zulassen

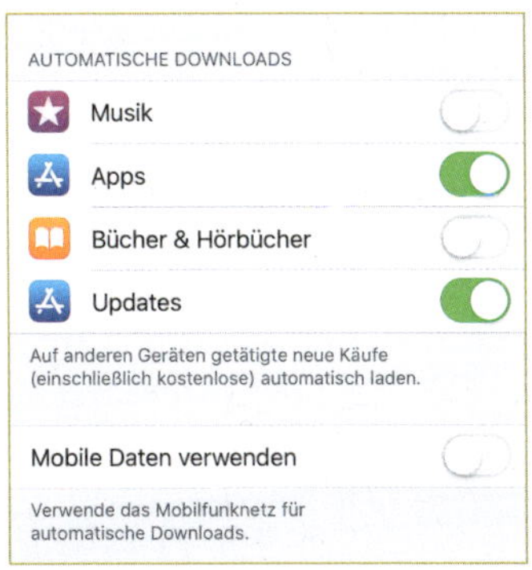

Falls noch nicht eingestellt, können Sie auch festlegen, dass Updates immer automatisch vorgenommen werden. Bei iOS wird die Automatik nicht im App Store, sondern in den *Einstellungen* Ihres Geräts vorgenommen. Tippen Sie auf *iTunes & App Store*, und aktivieren bzw. deaktivieren Sie *Updates*. Im Google Play Store geht das unter *Menü > Einstellungen > Automatische App-Updates*. Hier sollten Sie nicht die Option *Über ein Netzwerk* wählen, da

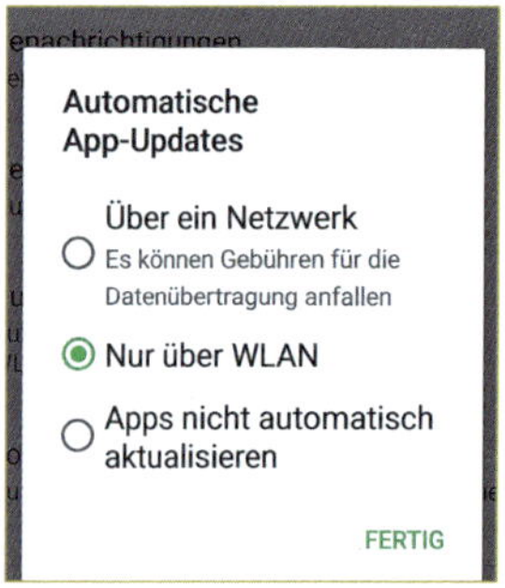

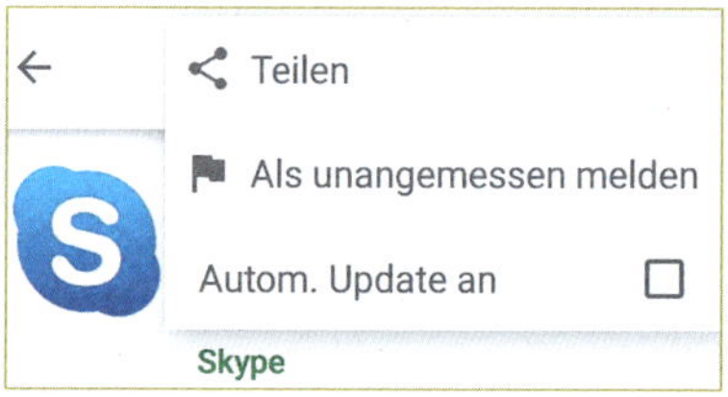

die Updates viel Datenvolumen verbrauchen könnten. Möchten Sie bei einer bestimmten App nicht, dass diese aktualisiert wird, suchen Sie diese im Play Store und entfernen oben rechts das Häkchen bei *Menü > Autom. Update an*. Das ist etwa für diejenigen Apps interessant, die vorinstalliert sind und sich nicht deinstallieren lassen, obwohl Sie sie nicht benötigen. Ein anderer Weg ist, die *Automatischen App-Updates* grundsätzlich auszuschalten und über die Einstellung *Autom. Update an* einzelne Apps aktuell zu halten. Welchen Weg Sie wählen, ist Ihnen überlassen.

Geben Sie nicht zu viele Informationen preis

Bei der Nutzung einer Anwendung werden Sie auch immer wieder gefragt, ob die App diese oder jene Funktion Ihres Smartphones oder Tablets verwenden darf. Das sind zum einen typische Berechtigungen, zum anderen aber auch Einstellungen innerhalb einer App.

Beispielsweise könnten die Entwickler Sie bitten, dass Sie bestimmte Daten zur App-Verbesserung bereitstellen. Die App „Google Übersetzer" beispielsweise fragt Sie, ob die Entwickler Ihre Nutzerdaten verwenden dürfen, um die Kameraeingabe zu verbessern. Aus datenschutzrechtlichen Gründen empfiehlt es sich hier eher, diese Optionen nicht zu aktivieren (siehe „Berechtigungen gestatten und entfernen", S. 17).

Auch möchten Entwickler meist wissen, wie genau eine App verwendet wird. Aus diesem Grund analysieren sie Ihr Nutzerverhalten mithilfe von Diensten wie Google Analytics. Werden Sie gefragt, ob Ihr Nutzerverhalten analysiert werden darf, empfiehlt es sich auch hier, dieser Bitte nicht nachzugehen. Manchmal wird das auch nicht erst gefragt. Deaktivieren lässt es sich aber auch in diesem Fall. Meist ist das in den Einstellungen, in den Entwickler-Informationen oder in den Datenschutzeinstellungen möglich. Bei der App Simply News zum Beispiel finden Sie die Schaltfläche unter *Einstellungen > Optionen*.

Schutz und Sicherheit für iPhones und iPads

iPhones und iPads sind besser geschützt als Android-Geräte. Apple kontrolliert den App Store kontinuierlich und entfernt gefährliche Apps automatisch.
Den App-Entwicklern gestattet der Konzern weit weniger Macht über die Geräte als Google bei Android. Das mag den Nachteil haben, dass Sie ein iPhone oder iPad nicht so individuell konfigurieren können wie ein Android-Smartphone oder -Tablet. Schafft es aber doch eine schädliche App auf Ihr Gerät, kann sie dort mangels Berechtigungen praktisch keinen Schaden anrichten.

Tipp

Google Analytics ausschalten unter iOS: Für die Marktforschung analysieren viele Apps das Nutzerverhalten. Manche Anbieter ermöglichen es jedoch, dies bei Bedarf auszuschalten – so auch bei On Air. iOS-Nutzer können dies über *Einstellungen > Analytics-Daten teilen*, Android-Nutzer unter *Einstellungen > Benutzerverwaltung > App-Analytics teilen* (ganz unten).

Schutz und Sicherheit für Android-Smartphones

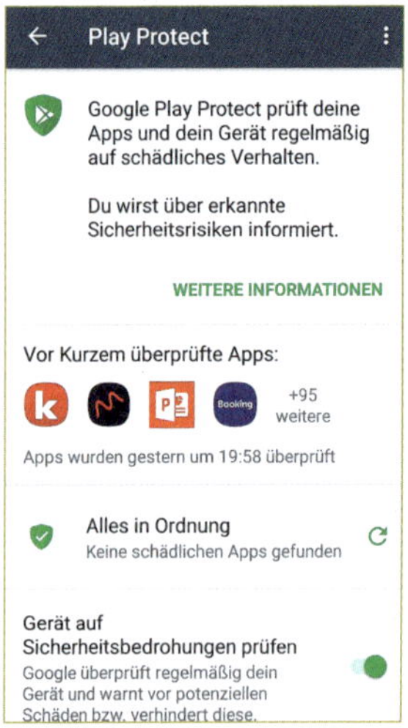

Unter Android dürfen Sie etwas mehr ins System eingreifen und haben so manche Freiheit mehr – etwa Apps aus Drittanbieter-Stores zu laden (siehe „Weitere App-Anbieter für Android", S. 14). Dafür ist Android auch ein wenig anfälliger für Schadprogramme.

Auch hier greifen aber schon weit im Vorfeld die Sicherheitsbestimmungen von Google. Im Play Store wird ausgiebig überprüft, ob Apps gefährlich sind – und diese dann gegebenenfalls ausgeschlossen. Dadurch ist der Schutz Ihres Android-Smartphones oder -Tablets schon von Anfang an gut gesichert.

Außerdem überprüft die Play Store-App regelmäßig Ihr Gerät und die darauf installierten Apps, ob sich nicht ein Schädling eingeschlichen hat.

→ Google Play Protect

Android-Nutzer finden im Play Store unter Menü > Play Protect Googles Schutzfunktion, um Schäden durch bedrohliche Apps einzudämmen. Google Play Protect prüft Apps im Play Store sowie auf Ihrem Gerät. Sie sollten diese Funktion deswegen eingeschaltet lassen.

Zusätzlicher Schutz durch aufmerksame Apps

Neben automatischen Sicherungen wie Google Play Protect kann es nicht schaden, sein Smartphone oder Tablet zusätzlich mit einer Sicherheits-App zu versehen.

Für Android empfehlen sich da insbesondere „Mobile Security & Antivirus" von Eset, „Antivirus und Handy Schutz" von Kaspersky oder Antivirus von AVG.

Eset Mobile Security & Antivirus einrichten

In der Untersuchung von 17 Sicherheits-Apps für Android schnitt Mobile Security & Antivirus von Eset am besten ab. Sie schützt nicht nur vor Viren, sondern erkannte im Test auch 227 von 250 betrügerischen Phishing-Webseiten (test 1/2019). Viele andere Apps im Test schützten kaum oder gar nicht vor Phishing.

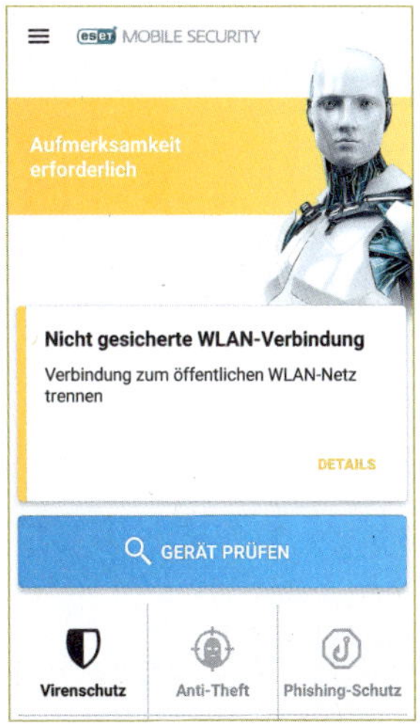

Die App lässt sich kostenlos verwenden – den größten Nutzen bietet sie aber in der Premium-Variante, die für 10 Euro im Jahr erhältlich ist. Bei der Installation wird die Premium-Version für einen Monat kostenlos und unverbindlich zum Testen freigeschaltet.

Zu Anfang fragt Sie die App, ob Daten erhoben werden dürfen, um Gefahren besser zu entdecken. Entscheiden Sie selbst, ob Sie dem zustimmen. Das Programm für ein besseres Kundenerlebnis sowie die Einblendung von Sonderangeboten müssen Sie nicht gestattet.

Gewähren Sie im nächsten Schritt aber auf jeden Fall, dass Mobile Security & Antivirus Zugriff auf alle Medien und Dateien erhält. Abschließend müssen Sie sich noch mit einer E-Mailadresse registrieren. Das ist vor allem dann notwendig, wenn Sie mithilfe der Premium-Variante Ihr Gerät aus der Ferne orten wollen – z. B., falls es gestohlen wurde.

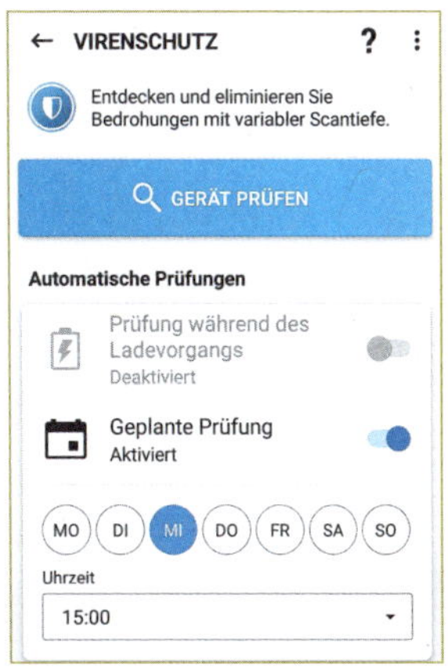

Ist die App eingerichtet, startet auch gleich der erste Scan Ihres Geräts. Manuell scannen können Sie immer, wenn Sie den blauen Button *Gerät prüfen* antippen.

Möchten Sie, dass die App Ihr Smartphone oder Tablet weit umfangreicher prüft, können Sie das so einstellen: Tippen Sie unter dem Button *Gerät prüfen* auf *Virenschutz > Menü* (drei Punkte oben rechts) *> Prüfstufe > Tief*. Im Bereich Virenschutz können Sie auch eine *Geplante Prüfung* einrichten. Hier lässt sich ein Termin festlegen, an dem die App immer Ihr Gerät scannen soll.

Hilfe

Stichwortverzeichnis

A

B

C, D

E, F

G, H

I, J

K, L

Die Stiftung Warentest wurde 1964 auf Beschluss des Deutschen Bundestages gegründet, um dem Verbraucher durch vergleichende Tests von Waren und Dienstleistungen eine unabhängige und objektive Unterstützung zu bieten.

Wir kaufen – anonym im Handel, nehmen Dienstleistungen verdeckt in Anspruch.

Wir testen – mit wissenschaftlichen Methoden in unabhängigen Instituten nach unseren Vorgaben.

Wir bewerten – von sehr gut bis mangelhaft, ausschließlich auf Basis der objektivierten Untersuchungsergebnisse.

Wir veröffentlichen – anzeigenfrei in unseren Büchern, den Zeitschriften test und Finanztest und im Internet unter www.test.de

Der Autor Marius von der Forst ist Redakteur und Journalist mit den Schwerpunkten auf technischen Themen wie Multimedia, IT und Smart Home. Er betreibt das Kölner Redaktionsbüro Textquartier. Im Buchprogramm der Stiftung Warentest ist bereits der Ratgeber „WordPress" von ihm erschienen.

Stiftung Warentest
Lützowplatz 11–13
10785 Berlin
Telefon 0 30/26 31–0
Fax 0 30/26 31–25 25
www.test.de
email@stiftung-warentest.de

USt-IdNr.: DE136725570

Vorstand: Hubertus Primus
Weitere Mitglieder der Geschäftsleitung:
Dr. Holger Brackemann, Daniel Gläser

Programmleitung: Niclas Dewitz

Autor: Marius von der Forst
Projektleitung / Lektorat: Johannes Tretau
Mitarbeit: Merit Niemeitz

Korrektorat: Jonas-Philipp Dallmann, Berlin
Titelentwurf: Sylvia Heisler
Layout, Grafik, Satz: Sylvia Heisler
Bildredaktion: Sylvia Heisler, Marius von der Forst
Bildnachweis: Google (Titel); gettyimages, istock (Rückseite Umschlag); pixabay (S. 43, 150, 153, 156–159); Flickr/Christopher Michel (S. 154)
Screenshots: Marius von der Forst
Produktion: Vera Göring, Martina Römer
Verlagsherstellung: Rita Brosius (Ltg.), Romy Alig, Susanne Beeh
Litho: tiff.any, Berlin
Druck: Rasch Druckerei und Verlag GmbH & Co. KG, Bramsche

ISBN: 978-3-7471-0052-3

Wir haben für dieses Buch 100 % Recyclingpapier und mineralölfreie Druckfarben verwendet. Stiftung Warentest druckt ausschließlich in Deutschland, weil hier hohe Umweltstandards gelten und kurze Transportwege für geringe CO_2-Emissionen sorgen. Auch die Weiterverarbeitung erfolgt ausschließlich in Deutschland.